医療の可視化から始める看護マネジメント

ナースに必要な
問題解決思考と病院データ分析力

監修 松田 晋哉　伏見 清秀　　**執筆** 森脇 睦子　鳥羽 三佳代　林田 賢史

南山堂

監修

松田 晋哉
産業医科大学医学部公衆衛生学教室 教授
産業医科大学産業保健データサイエンスセンター センター長

伏見 清秀
東京医科歯科大学大学院医歯学総合研究科医療政策情報学分野 特別研究教授
東京医科歯科大学医学部附属病院クオリティ・マネジメント・センター センター長

執筆

森脇 睦子(看護師・保健師)
東京医科歯科大学医学部附属病院クオリティ・マネジメント・センター 副センター長・特任講師

鳥羽 三佳代(医師)
東京医科歯科大学医学部附属病院クオリティ・マネジメント・センター 特任講師

林田 賢史(看護師・保健師)
産業医科大学病院医療情報部 部長(教育教授)

監修のことば ❶

　医療保険財政の厳しさや患者さんの医療に対する要望の変化によって，医療の現場では従来以上に医療活動の可視化が求められるようになっています．本書でも述べているように，現場の看護職は「身近にあふれるさまざまな統計処理された情報を正しく受け止める力と，公的情報をはじめとする統計的基礎資料を自身の意思決定に活用できる力を身につけていかなければならない時代」になったのです．

　本書では社会で広く用いられている表計算ソフトであるExcel®を用いて看護職に必要な情報を分析し，可視化する方法が丁寧に説明されています．関数やピボットテーブルなど，理解するまでに若干の努力を必要とするテクニックを用いなければなりませんが，それらを使いこなせるようになれば，データをみる目や視界が急に開けることを実感するでしょう．Excel®については，本書の説明だけでは不十分です．わかりやすい成書が多くありますので，できれば関数辞書のついたものを1冊購入し，それを適宜参照しながら本書を読むことでさらに理解が深まると思います．

　看護職の仕事の本質はマネジメントであると私は考えています．よいマネジメントをするためには，ある程度数字の裏付けをもって日々の業務をモニタリングし，そして定期的にその評価を行い，それを実践につなげていくというPDCAサイクルを日々の業務に実装することが必要です．そのためにもマネジメントの専門職たる看護職はデータ分析能力を身につけることが必須となっているのです．

　本書に示された分析例を，実際にパソコンを用いて段階的に追体験することでデータ分析の面白さに気づくと思います．まずはやってみましょう．いったん，本書で示された方法論を身につければ，皆さんの日常の看護業務の中に検証してみたいことが数多くみつかるはずです．本書で示された方法を応用して，ぜひそれを分析し，そしてその分析結果を仲間と共有してみましょう．とくに本書でその分析方法が説明されている「重症度, 医療・看護必要度」の検討は，いろいろな発見につながるはずです．看護必要度のデータが，統一フォーマットでこれだけの規模で収集されている国は国際的にもまれです．院内での活用だけでなく，多施設でそれを分析することで，日本発の看護管理研究が国際的な場面でも多く発表されることを期待したいと思います．そして，本書がそのための重要なステップになることを願います．

2018年8月

松田晋哉

監修のことば ❷

　医療ビッグデータの時代と言われているように，病院では多くの医療データがつくられ，蓄積されています．一方，膨大なデータからつくられるエビデンスに基づいてさまざまな医療政策が立案・施行され，わが国の医療制度を変革しています．とくに近年は，病院や病棟の機能をデータに基づいて評価し，医療機関の診療報酬や地域での医療機能分化の方向性を決める流れが明確となっています．このような中，データに基づく看護機能の評価もより強化され，平成30年には急性期病床の機能を「重症度，医療・看護必要度」で客観的に評価する仕組みが導入されています．地域医療構想では，医療機関が自らの機能を分析し，将来の病棟機能を選択することも求められています．つまり，病棟の看護体制の選択が病院経営に直結するような時代になったのです．

　今までは，どちらかというとデータ分析からやや遠いところにいることが多かった看護職の皆さんも，いや応なく医療データの荒波に揉まれ始めているのかもしれません．病棟機能を維持するために日々の看護必要度を評価することが求められ，DPCデータのHファイルの分析に取り組み始めている人もいます．看護職であっても所属する医療機関の機能や地域での役割を考えることも求められています．そのためには，多少数字が苦手な方も少しずつ医療データの分析に手を付けてほしいと思います．

　さらに，医療安全や医療の質の確保における看護職の役割も日々大きくなっています．安全や医療の質の視点からのさまざまな医療データの分析方法が開発され，臨床指標や医療安全のモニタリングに活用され始めています．データ分析を深めて，医療の質と安全の確保に貢献する取り組みには，看護職の方にも積極的に参加してほしいと思います．

　本書は数字に苦手意識のある看護職の方でもデータ分析に取り組めるように，基礎的なことから順を追って段階的にとてもわかりやすく解説しています．また，自院に眠っているDPCデータ，レセプトデータ，看護データ，電子カルテデータなどからいろいろな分析を始めるためのエッセンスが詰まっています．まさに，看護職が医療データ分析を始めるための最適の入門書となっています．すべてを一度にマスターすることは困難かもしれません．しかし，本書に書かれていることのほんの一部でも始めることができれば，医療データ分析の最初のハードルを越えることができます．その先，一歩ずつ少しずつゆっくりでも進めていけば，やがて院内のデータを活用する視界がどんどん開けていくことは保証します．ぜひ，医療データ分析の世界を体験してみてください．

2018年8月

伏見清秀

序

　2010年はビッグデータ元年と言われており，医療界にもその流れは強く影響しています．医療の現場には電子カルテ情報をはじめとして，医療安全管理レポート，感染制御に関するデータ，DPC・レセプトデータ，重症度，医療・看護必要度のデータなどの多くのデータが日々蓄積され，あふれています．そして，これらを上手に使うと医療現場で起こっているさまざまなことを可視化することができます．EBMという言葉も常識知となり，根拠に基づいた医療・看護を提供することによる質の維持・向上が当たり前になっています．また，高齢化や医療費の高騰という社会経済環境の変化の中，医療の質のみならず経営的な側面をより意識した医療の提供が不可欠な時代になりました．

　このような背景のもと，管理者には臨床現場の問題点を客観的に示すとともに，それらを病院の組織運営に反映させていくことが求められるようになり，看護職にもその能力が大いに求められています．

　どこの医療機関でも看護職は病院職員の中で最も人数が多く，患者さんやその家族，他職種とのかかわりが深い職種です．いわば病院でキー（要）となる職種です．そのため，院内の山積する問題に直面する機会も多いうえ，看護師自身問題意識が高い集団です．日々の疑問や問題を院内全体で共有するためには，他者にそれらを客観的に伝えることが改善のための正攻法といえ，問題解決思考とデータ分析のスキルが必要となります．しかし残念ながら，看護職の中には問題解決思考とそれをサポートするデータ分析に対する苦手意識をもつ人が多いように感じます．

　そこで，こういった現状を鑑み，看護職の皆さんが日々の疑問や感覚的に思っている「本当にそうなのか？」，「どうしてそうなのか？」ということを，データを用いて表現するための方法論とスキルを身につけるきっかけになればと考え，本書を企画しました．

　本書には皆さんが理解しやすく読み進めやすいように，厳密にいうと完全には正しいとはいえない内容も一部入っています．細部の厳密性にこだわった小難しい内容を省き，まずは概要をつかんでいただきたいとの思いで，あえてそのような内容にしています．本書は入門書ですので，これを契機により発展的に問題解決思考とデータ分析力を培っていただきたいと考えています．

　本書の第Ⅰ章は，データ分析の意義と基本的知識について述べており，疑問点からスタートして原因を追及し改善策を導き出すためのプロセスと，データを扱うときの作法を学ぶことができます．これらは分析するときに必要な基本となる事項です．

第Ⅱ章では，データの加工方法や具体的な事例について，皆さんにとって比較的なじみのあるMicrosoft社のExcel®を用いた分析の一連の流れを紹介しています．これらは第Ⅰ章の内容が活かせるよう，日々の看護業務で直面するような身近な例を扱っていますので，皆さんもイメージしやすいと思います．ここで取り上げる分析はあくまでも一例です．これを参考によりよい別の方法を考えたり，ほかの分析に応用したりしてより発展的な分析につなげてください．

　なお，データ集計や図表作成に際しては，産業医科大学病院医療情報部副部長の村上玄樹先生にご協力いただきました．この場をお借りして，心より感謝申し上げます．

　今後われわれ看護職は，「経験値」だけでなく「データ」オリエンテッドな現状認識と原因追跡の手法を身につけることが不可欠です．本書が病院組織の意思決定や改善活動に貢献するための基礎能力を養う一助となることを期待しています．

2018年8月吉日

森脇睦子
林田賢史

Contents

第Ⅰ章 ナースにとっての分析の意義と必要な基礎知識

1 どうしてデータ分析が必要なの？ （森脇睦子）2
1. ナイチンゲールが説いた看護管理も医療の可視化から始まっている ... 2
2. 医療の質の可視化 ... 3
3. 数字に対する苦手意識 ... 4
4. 国策の流れ ... 5
5. 院内にはたくさんのデータが眠っています ... 5
6. 管理者に求められること ... 6
   - ひとこと 目的より手段が先にきてしまう ... 7
   - Column ❶ 毎年やってくる人材不足問題 ... 7

2 病院にはどんなデータがあるの？（病院で利活用できるデータ） ... 8
1. 病院で利活用可能な多種多様なデータ （林田賢史）8
   1) データの情報源 ... 9
   2) 1次データと2次データ ... 9
   3) データの種類 ... 10
      - Column ❷ 「重み付き平均」って，な〜に？ ... 12
   4) 個別データと集計データ ... 13
   5) 記憶媒体（メディア） ... 14
   6) データ作成（収集）のタイミング ... 14
      - Column ❸ 「縦持ちのデータ（ファイル）」と「横持ちのデータ（ファイル）」 ... 15
2. DPCデータ （林田賢史）16
   1) 様式1 ... 17
   2) 入院EF統合ファイル ... 18
   3) Dファイル ... 20
3. 重症度，医療・看護必要度データ （林田賢史）20
4. 医療事故情報およびヒヤリ・ハット事例
   （日本医療機能評価機構における医療事故情報収集等事業） （森脇睦子）22
   1) データ収集の経緯 ... 22
   2) 医療事故情報とヒヤリ・ハット事例 ... 23
   3) 公開情報の利活用 ... 24
5. 院内感染対策サーベイランス（JANIS）データ （林田賢史）26

3 日々の疑問をどうやって分析するの？（データ分析の仕方） ……（林田賢史）31

- 1）分析のための事前準備 …… 31
- 2）実際の分析 …… 31
- 3）分析結果の解釈 …… 32

1. （抽象的な）疑問やイメージを具体的に分析できる形に落とし込む …… 32
- 1）問題の構造化 …… 32
- 2）言語化 …… 34
- 3）事象とデータ項目との紐付け …… 34
  - Column ❹ 「用語の定義」は大切です！ …… 35

2. データの入手（収集と抽出） …… 36

3. 分析と解釈 …… 37
- 1）集団の特徴を記述する …… 38
  - Column ❺ 平均値が適する？ 中央値が適する？ …… 40
- 2）事実確認と原因解明 …… 42
- 3）分析結果の解釈 …… 45
- 4）分析を実施する際の留意点 …… 47
- 5）分析結果を解釈する際の留意点 …… 50

第Ⅱ章 データ分析の超実践法

1 分析用データをつくる ……（森脇睦子）56

1. 統計的思考に基づいて課題を探求する …… 56
- 1）どうして統計的思考が必要なの？ …… 56
  - Column ❻ 統計とは!? …… 56
- 2）PPDACとは何か？ …… 57
  - Column ❼ 分析をするには目的をしっかりと決めてから！ …… 58

2. 分析用のデータはどうやってつくるの？ …… 61
- 1）分析用データを作成する際の重要なポイント …… 61
  - ひとこと 1つのセルには1つの情報を!! …… 61
- 2）行と列 …… 61
  - Column ❽ 説明変数をどうやって選ぶ？ …… 63
- 3）変数を決める …… 63
- 4）データの型を決める …… 64
  - ひとこと 「患者ID」だけではレコードの分析単位にならないことがあります …… 65
- 5）テーブル定義書をつくってみよう …… 65

2 具体的な分析例（初級編） **70**

1. 一般病棟の「重症度，医療・看護必要度」の可視化を試みる … （林田賢史／森脇睦子） 70
   - ひとこと　このデータをさらに活用するには … 98
2. 「重症度，医療・看護必要度」の視点でハイケアユニット（HCU）の患者さんを
   一般病棟に転棟するタイミングは？ … （森脇睦子） 103
   - ひとこと　Ⅱ期率って何？ … 105
3. 施設基準を活かした病棟運営を考えてみよう！ … （森脇睦子） 112
   - ひとこと　対象をよりイメージするために … 119

3 具体的な分析例（上級編） **121**

1. 術後感染症予防のための抗菌薬投与状況を可視化してみよう！ … （森脇睦子） 121
   - Column ❾　投与パターンによって改善策のアプローチが異なります … 125
   - ひとこと　ほかでも使える診療プロセスの可視化 … 125
2. 病棟の忙しさと有害事象は関係しているの？ … （鳥羽三佳代／森脇睦子） 128
   - ひとこと　SUMPRODUCT 関数とはどんな関数？ … 136

参考図書・URL … 137

参考資料
　①「様式1」 … 139
　②「入院EF統合ファイル（行為明細情報）」 … 146
　③「Eファイル（診療明細情報）」 … 147
　④「Fファイル（行為明細情報）」 … 148
　⑤「Dファイル（包括診療明細情報）」 … 149
　⑥「Hファイル」 … 150

索　引 … 155

I

ナースにとっての分析の意義と
必要な基礎知識

1 どうしてデータ分析が必要なの？

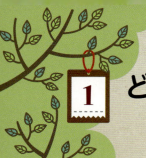

1. ナイチンゲールが説いた看護管理も医療の可視化から始まっている

　クリミア戦争時（1853〜1856），フローレンス・ナイチンゲール（1820〜1910）が最初に赴任したスクタリ（現トルコのユスキュダル）の野戦病院では，多くの患者が亡くなりました．当初，ナイチンゲールは戦傷者が瀕死の状態で運び込まれたことが高い死亡率につながっていると考えていました．しかし，戦後，統計学者であるウィリアム・ファー（1807〜1883）との分析から，仮説とは異なり，患者の過密状態と不衛生な環境が病気（感染症）を蔓延させ死者を増加させたと結論付け，1858年に「Diagram of the Causes of Mortality of the East（東方戦線における陸軍の死亡率）」として取りまとめています．この分析結果では，ナイチンゲールが考案した「鶏のとさか」という円グラフ（ローズチャート，Nightingale rose diagram とも呼ばれている）が使われており（図Ⅰ-1），戦傷より回避可能な感染症による死亡率が高い

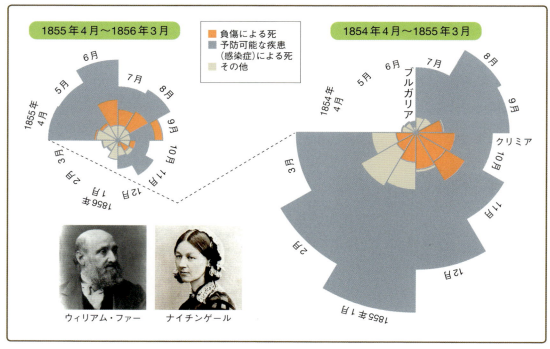

図Ⅰ-1　クリミア戦争（1853〜1856）の東方戦線における死因分析を表したローズチャート（円グラフ）

ことを示しました．当時のロンドン（1900年代）では，結核や赤痢などの感染症が流行しており，戦時中の食料などの物資の遅れによる飢えや栄養失調などが重なれば，死者が多くなることは容易に想像できます．この分析の結果から得られた知見やクリミア戦争で行った病院改革については，『看護覚え書』に事細かに述べられています．

ナイチンゲールは，病院死亡率という臨床指標（quality indicator）を最初に開発した人ともいわれています．今でこそ，医療の質の保証・維持・向上のためには可視化が必要であると盛んにいわれており，その具体的な手法の一つとして臨床指標の活用が注目されていますが，すでに19世紀の時点で医療の質の可視化，その改善策の考案と改善活動が進められていたことになります．今日の「看護」の確立にはこのようなデータ分析も大きく貢献しているのです．

さらに驚くことに，ナイチンゲールはクリミア戦争から帰国してから亡くなるまで，病のため約50年を病床に伏し，ベッド上で仕事をしています．いわゆる臨床経験というのはクリミア戦争中の約2年というわずかな期間であり，その間に現在の看護の基本を構築しているのです．

2. 医療の質の可視化

"If you can't measure it, you can't improve it"，近年よく耳にするこの言葉は，ピーター・ドラッガー（1909〜2005）の言葉として知られています．「測れないものは改善できない」という意味ですが，「測れないものは評価できない．評価できないものは改善できない」というのが真意でしょう．

現在では，エビデンスに基づいた医療（EBM）の提供が定着してきており，多くのガイドラインや指針などが公表されています．その遵守状況などを評価するものとして臨床指標が注目され，医療の質を可視化するため現場で多く活用されています．

また，医療の質の外部評価は，今では世界的な流れになってきています．医療の質と患者さんの安全性を評価するJCI（Joint Commission International）という国際審査機関があり，わが国でも2018年7月時点で25の医療機関が認定を受けています．病院機能によって審査項目は異なりますが，病院が受ける審査（病院プログラム）には約1,200の審査項目があります．その中では随所にデータを使った分析やモニタリング，他施設や標準医療との比較などが求められています．たとえば，審査基準の「品質改善と患者安全（QPS）」は患者安全を中心とした品質管理になっています．その中には，患者ケアや病院管理品質管理プログラムを実行していくうえで必要なデータの集約と分析があり「測定データの分析と検証」に関する審査基準があります．この審査の趣旨は，①院内の経時的な比較，②他施設との比較，③ガイドラインや法令などに決められた基準との比較，④文献や実践的に優れたプラクティスや理想的なプラクティスとの比較，などが求められており，それが実現できる体制を

構築しなくてはなりません．さらに，そのデータ分析については，適切な経験や知識，スキルをもった人が病院データを系統的に集めて分析していることが求められており，審査基準の一つとしてあげられています．

わが国では，2015年10月より医療事故調査制度が施行されました．また，それに先駆けて，医療法，医療法施行規則が改正されました．医療法施行規則第9条の23第1項第6号に，医療安全管理を行う部門は，医療に係る安全の確保に資する診療状況の把握をしなくてはならないことが明記されています．では，「診療状況の把握」とは具体的にどのようなことを指しているのでしょうか．2015（平成27）年3月31日付け医政発第69号，厚生労働省医政局長通知に「『医療に係る安全の確保に資する診療の状況の把握』とは，手術時の血栓予防策実施率のモニタリング等，医療安全管理委員会において定める医療安全に資する診療内容についてのモニタリングを平時から行うことをいう」と明記されています．これは，医療機関が提供する医療を常に計測しモニタリングしておかなくてはならないことを意味しています．

医療提供者はいつの時代もよりよいものを提供することを目指していますが，それを客観的に示していくことが当然の時代になってきたといえます．

3. 数字に対する苦手意識

「私，数字が苦手なの…」と思っているナースは多いのではないでしょうか．実際に，ナースの数字に対する苦手意識は強い印象があります．しかし，今の時代，求められているのは，数字が読めるナースです．ナースは病院職員に占める割合も大きく，病院運営や患者さんの入院および外来診療全般にかかわっています．医師をはじめとする他職種とのかかわりも多い職種です．病院組織の中で有機的な関係を構築しながらベストパフォーマンスを引き出すためのナースの役割は非常に大きくなっています．また，患者さんの診療全般および病院運営に影響する多くの事柄にかかわっているナースであるからこそ気づく問題点やそこから導き出される課題は，病院経営や提供している医療の質に影響するものも多いです．このような問題点や課題は病院長をはじめとする組織運営者，他職種，もちろんナース間でも共有しなくてはなりません．そのためには客観的に相手に伝えることが重要で，データに基づいた情報を伝えていくことで説得力が増します．

では，ナースは本当に数字が苦手な集団なのでしょうか？　いいえ，決してそうではないと思います．

少し話はそれますが，ナースにはコミュニケーション能力が非常に優れた人が多いと感じています．それは，患者さんやその家族との何気ない会話の中から必要な情報を収集していくからです．また，ナースは機械の操作に対する抵抗感が少ない集団でもあるといえます．それは，人工呼吸器や輸液ポンプなどさまざまな医療機器を現場

で使っているからです．

　それでは，コミュニケーション能力が高く，機械操作が得意な人がナースになったのでしょうか？　いいえ，決してそうではないはずです．日常の業務の中でコミュニケーション能力や機器操作能力が培われたのです．同じように数字に対しても慣れていけば数字を読む力や現状を分析する力が養われていくのです．

　本書を通じて，少しでも数字の苦手意識から脱却してほしいと思っています．

4. 国策の流れ

　医療界は目まぐるしく変化しています．現在進められている医療制度改革は，①医療機関の機能分化・強化と連携の推進，②一般病床における長期入院の適正化の推進，③在宅医療の充実，などを重点課題として掲げ，団塊の世代が75歳になる2025年に向けて患者さんの状態に合った適切な医療が提供できるような医療提供体制を構築し，医療資源を適正に配分していこうとする動きが進められています．今後は，入院機能を「高度急性期」，「一般急性期」，「回復期」，「慢性期」と4つに分類し都道府県が地域ごとにそれらを整備していくことになります．大学病院のような大規模病院は，高度急性期医療を担うべく入院医療に主軸を置き，一般外来を縮小して専門外来に特化し，中規模病院や診療所は複数の慢性疾患をもつ患者さんの対応や継続的な服薬管理など全人的な医療の担い手となるというのが国策になっています．そのため，各病院が地域での役割を明確にしたうえで自院の病院機能を決めていかなくてはなりませんし，そのうえで地域連携が重要な鍵となります．

　こういった国策の流れから，看護管理者は，病床稼働率，在院日数，紹介・逆紹介率，入院・外来単価など医療の質に関する指標のみならず，経営的な指標についても常に意識しなくてはなりません．

5. 院内にはたくさんのデータが眠っています

　近年，医療機関の情報化は急速に進んでいます．電子カルテやレセプト，DPCデータは当然使えるデータです．そのほかに，医療事故やヒヤリハットのデータ，地域連携のための紹介・逆紹介の医療機関データ，診療部門で取得しているデータなど，さまざまな医療用データが日々蓄積されており，その量は膨大です．ナースが収集している代表的なデータには「重症度，医療・看護必要度に係る評価票」があります．これも患者さんの日々の状態を記録している貴重なデータの一つです．このようなデータを業務に十分活用できているでしょうか．「○○病棟の看護必要度は今月△△％でした」，「今月のナースが当事者となった有害事象の報告件数は□□件で先月より▽▽件増えました」などの集計値だけの提示になっていませんか．前述でも紹介しました

が，JCIの審査基準の測定項目の一つに「改善の機会を特定するためにデータが集められ，分析され，役に立つ情報に変換されている」とあります．これは，データ分析により改善が必要かどうかを判断し，必要であれば，どこが問題でどういった改善が必要であるかを分析により明らかにしなくてはならないということです．集計値だけの提示だと何が問題でどう改善すればよいのかわかりません．具体的な問題提起や改善策につながるように結果を提示していく必要があるのです．

こういった院内に蓄積されているデータを，リサーチマインドをもって活用することにより，医療の質の改善や有害事象の分析，看護のアクティビティの評価などに使えます．これまでは単に「うちの病棟は忙しい，大変なの！」と感情論で言っていたことが，院内で管理されたデータを分析することにより客観的に伝えられる時代になってきています．

6. 管理者に求められること

目まぐるしく変化する医療現場では，安全確保，質の維持・向上，経営改善など解決しなくてはならない課題が山積しています．

管理者は，病棟などのマネジメント単位で発生している問題の事実を確認し原因を明らかにすること，そしてそれを解決すること，解決にあたって実施している改善策を評価しなくてはなりません．そのためには，論理的に問題解決を図ることが重要です．論理的な思考がもてなければ，「忙しいから」，「大変だから」，「うちの病棟は特別だから」といって感情論に流されてしまいます．感情論では医師をはじめとする他職種と問題を共有し改善への道筋を立てることができません．

この事実確認，原因究明，改善評価のためのモニタリングの一連のプロセスにおいてはデータ分析が必要です．データ分析といっても方法は多岐にわたります．管理者は，明らかにすべき事象（目的）に即した分析方法を選択して事実確認，原因究明，改善評価のためのモニタリングをデータで表現し，エビデンスのある解決を目指さなくてはなりません（→ **Column** ）．

目的より手段が先にきてしまう

　突然降って湧いたように，「アンケートをしましょう」，「グループワークをしましょう」という話が出ることはありませんか？　これはいずれも問題解決をするための手段ですが….
　「まずは，何を明らかにしたいですか？」
　「明らかにしたい事象に対してアンケートやグループワークが適切な手段ですか？」
　何を明らかにし，何のためにやるのかを常に念頭に置かなければ問題解決のための策を導くことはできませんよ！

Column ❶ 毎年やってくる人材不足問題

　「産休・育休者がいて人手が足りない．中途採用で非常勤職員を募集しているけど人材が集まらない．うちの病院は年度初めの採用は不足している人員しか採用できない仕組みになっている」という話をよく耳にすることがあります．
　ナースは女性が多い職種ですから，女性のライフステージである出産育児のイベントは避けて通れません．産休や育休による休職者の発生は，毎年起こり得ることであり，また，年度の途中で人材を確保することが厳しいことは事実です．このような状況は病院運営者も理解しているはずです．
　では，「年度初めには不足した人員しか補充できない仕組みになっている」というのは本当でしょうか？　また，それを変えることはできませんか？　産休や育休などで長期休暇に入るナースは毎年何人くらいいますか？
　ナースの年齢分布がわかれば出産育児世代の分布もわかります．昨年の産休・育休，介護休暇，健康上の理由などによる長期休暇の取得状況などをデータとして取っておけば，経年の実態を把握することができ，長期休暇者（人員不足数）を予測することができます．このような予測をもとに年度初めのナースの採用人数を病院運営者に提示しても状況は変わらないでしょうか？
　少なくとも感覚的な印象で「ナースが足りない」というよりは人員不足解決の糸口になるのではないでしょうか？

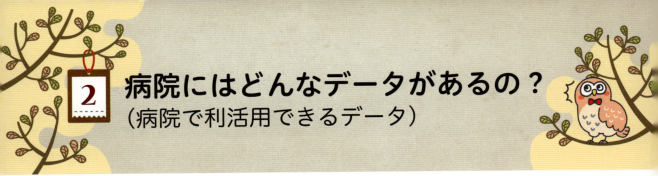

2 病院にはどんなデータがあるの？
（病院で利活用できるデータ）

　皆さんがデータを分析してみようと考えたとき，どのようなデータが利用可能なのでしょうか？　実は，病院内あるいは病院外には，多くの利用可能なデータがあります．しかし，それらにはさまざまな特徴があるため，その特徴を理解したうえで分析を実施する必要があります．もし特徴を理解しないまま分析を進めた場合，自分が明らかにしたい内容を明らかにすることができなかったり，真実とは異なる結果を導き出したりする可能性があるためです．

　データの特徴には，誰もが入手可能なデータなのか，病院内の職員しか入手できないような院内のデータなのかという違い，ある一定の決まった形式（統一された様式）で作成されているデータなのかそうでないのかという違い，あるいは数値のデータなのか文字（文章）のデータなのかという違いなどがあります．

　そこで，ここでは，皆さんがデータを分析しようとしたときに利用可能なデータに関して，さまざまな観点からその特徴について整理するとともに，いくつかの代表的なデータについて少し詳細を紹介します．

1. 病院で利活用可能な多種多様なデータ

　前述したとおり，皆さんが入手・分析可能なデータには多種多様なものがあります．それらは表I-1のように，いろいろな切り口（観点）から整理することができ，データを分析する際には，その特徴に合った分析や解釈が必要になります．ぜひ，データの特徴を示す切り口について理解してください．

表I-1　病院で利活用可能な多種多様なデータを分類する観点

❶データの情報源（作成・管理される場所や部門）
❷データ収集に至った目的の違い
　・1次データ／2次データ
❸データの種類
　・定義・概念やフォーマット（様式）
　・データの変数のタイプ・型
　　→定量（数値データ）／定性（文章，音声，画像データなど）
❹個別データ／集計データ
❺記憶媒体：紙，電子データ
❻データ作成（収集）のタイミング

1）データの情報源

そのデータの情報源はどこなのか，つまりどの場所やどの部門で作成・管理されているデータかという観点です．データ分析というと，病院内部で作成されているデータがまず頭に思い浮かぶかもしれませんが，外部のデータでもいろいろと利活用できるデータはあります．内部データだけでなく外部データも利用することで，ぜひ正しい分析や結果の解釈につなげてください．

病院内のデータには，治療の過程で診療・ケアの目的のために現場において作成されているデータもあれば，診療報酬請求業務や労務管理などの病院の運営・管理業務の目的のために管理部門で作成されているデータがあります．これらのデータは，病院に関する詳細な情報を有することが多いため，院内でのベンチマークにおいて大きな力を発揮します．経時的な変化や病棟間比較などの分析が可能であり，病院の実情を詳細に把握できる有用なデータです．

一方，外部データには，厚生労働省などが公開している統計資料のデータや，看護白書に掲載されているデータをはじめとした看護協会による公表データなどがあります．また，同じ病院グループなどで共同利用しているグループ内限定で利用可能なデータも外部データの一つといえます．

これらの外部データは，集約されたデータであることが多いため，詳細情報が少ない，つまり粒度が荒い傾向ですが，公的データのほとんどが全国の医療機関データであるため，多くの施設や地域の情報になります．詳細でないという視点（情報の深さ）からみると情報量が少ないといえますが，対象が幅広いという視点（情報の幅や広がり）からみると情報量が多いといえます．そのため，自分の地域の状況を把握するため，あるいは平均的な病院や最もすぐれた病院との比較といったベンチマークのために活用可能です．

ただし，これらのデータはそもそも分析のためのデータというよりは，現状などを映し出すさまざまな統計データという目的で作成されていることが多く，そのデータを用いて分析するとなると，本来の目的とは違う2次利用という利用形態になることが多いです．そのため，後述するデータの記憶媒体が紙であったり，あるいは電子媒体でも表の中の数値などが画像データであったりするなど，使い勝手が悪い傾向があります．

2）1次データと2次データ

前述のデータの情報源とも強い関連がありますが，そのデータが1次データなのか2次データなのかという違いです．1次データとは，分析者となる皆さんが明らかにしたい内容（目的）を達成するために収集されるデータのことです．一方，2次データはすでに別の何らかの目的のために収集されている既存のデータです．2次データに関して，「収集されている」と説明しましたが，病院にあるデータの場合そ

もそも収集しているという認識があまりない場合もあります．たとえば，診療報酬請求業務のための情報はその一つだといえます．最近は，診療報酬請求情報を分析するということが一般的になってきましたので，診療報酬請求情報は収集されているデータの一つだという認識が定着してきていますが，少し前までは単に診療報酬請求業務のために使用するデータという認識であったため，収集しているデータというイメージはなかったのではないでしょうか．

1次データの例としては，アンケートやインタビューなどによって収集されるデータがあげられます．この1次データは，目的に合わせてデータ収集するため，収集するデータ項目や対象，期間などの収集内容や方法を分析者の希望に合わせやすいという利点があります．一方，分析者の希望を反映させやすいがゆえに，希望をできるだけ反映させようとすればするほど，収集に費用・時間・労力などのコストが多大にかかるという欠点があります．したがって，時間や労力も含めたコスト面の制約から，希望するほど詳細な情報や幅広い対象からの情報が取れない事態が起こり得ます．

一方，2次データの例としては，病院内のデータであれば前述の診療情報や診療報酬請求情報，人事情報などがあげられます．また，病院外のデータについてはほぼすべて2次データといえます．2次データの利点としては，1次データの欠点がそのまま当てはまります．すでに別の目的のために収集されたデータであるためコストが節約できます．また，そのデータの本来の収集目的にもよりますが，比較的タイムリーかつ正確なデータが収集できる場合があります．たとえば，診療報酬請求情報は，そのデータの特性から一定の正確性をもつものであるうえ，少なくとも月次で作成されるデータです．診療・ケア内容を明らかにする目的で，それらの情報を改めて1次データとして収集するよりもタイムリーかつ詳細で正確なデータ収集が可能といえるかもしれません．一方，欠点としては，収集するデータ項目や対象が必ずしも分析者の目的に合ったものではないことがあげられます．しかし，病院内で1次データを収集することは，非常に困難な場合が多く，比較的情報量が多い2次データすら十分利活用できていない現状を考えると，まずは既存の2次データの利活用から着手するほうが現実的だと思います．

3) データの種類
❶ データ全体の定義や概念・フォーマット

データの種類としては，データ全体についての定義や概念について整理されているのか否か，あるいはフォーマット（様式）が標準化された共通のものなのか独自のものなのかという違いがあります．たとえば，われわれナースの多くにとってなじみ深い「重症度，医療・看護必要度」に関するデータは，定義や概念が整理されているデータといえます．ほぼ全員が共通認識をもっているデータなので，この名称から皆さんは同じものを思い浮かべるはずです．フォーマットに関しても，どういった項目がある

のかといった項目の種類やそれぞれの項目が取り得る値，あるいは項目の並び順などのレイアウトが共通という意味で標準化されたものといえます．一方，病院で用いるインシデントレポートについては，イメージするものは同じだと思いますので概念的にはほぼ整理されているといえますが，レポートに盛り込む項目などは全病院共通ではないため病院独自のものといえます．

　この概念の違いやフォーマットの違いについては，院内のデータに限って分析したり，その結果を解釈したりする際には全く問題になりませんが，前述したような外部との比較などの際には注意が必要です．とくに概念が共通化していない場合はそもそも比較可能なのかという問題があるため，ほかとの比較はかなり困難でしょう．また，概念は統一されていてもフォーマットが共通化されていない場合は，分析する際に同じとみなせる項目のみで比較する，似通った項目については比較可能な項目に変換（たとえば，入院外来別の患者満足度のデータを病院全体への満足度に変換するため，病院の入院外来患者数から重み付き平均を計算→**Column ❷**）して比較する，あるいは項目が取り得る値を集約（たとえば，転倒の有無という2択の回答と転倒の有無およびその可能性があったという3択の回答を比較する場合，可能性があったものは無しとみなして再集計）して比較するといったような工夫が必要になります．

❷ データ項目のタイプ・型

　データの種類という意味では，それぞれのデータ項目（変数）のタイプや型といった違いも一つの観点です．これは，後述する分析手法とも関係しますが，まず数値データとして集計可能なデータタイプなのか，それとも数値データとして集計するのが困難なデータタイプなのかという違いがあります．たとえば，身長や体重のような数値データであれば加減乗除が可能なので集計可能です．また，男性・女性のようなデータは一見集計困難なデータにみえますが，男性の割合や，男女比などのように集計が可能です．一方，看護記録のように文章データの場合は，そのまま集計することは困難です．前者のような集計や数値化が可能なデータは定量データ，後者のような集計や数値化が困難なデータは定性データと呼びます．そのため，定量データについては，一般的に統計処理によるデータ分析を行います．一方，定性データについては，テキストマイニング，KJ法，親和図と呼ばれるような分析方法で分析を行うことが一般的です（本書では詳しく扱いません）．

　また，定量データの中にも，前述したように数値で表現されていて簡単に集計できるデータとそうでないデータがあります．そこで，これらのデータに関しては，**図Ⅰ-2**のようにさらに細かく分類することができます．まず数値で表現されていないデータですが，これらは質的変数と呼ばれ，名義尺度と順序尺度があります．名義尺度は分類できますが順序がつけられない変数であり，男女のような性別やABOといった血液型のデータなどが該当します．区別することに意味がある変数といえます．順序尺

❷「重み付き平均」って，な〜に？

　重み付き平均は加重平均とも呼ばれ，たとえば，複数の集団の代表値そのままを用いて平均を出すのではなく，それぞれの集団の人数で重みを付けて平均値を出すというやり方です．以下の表をみてください．

	グループA	グループB
100点満点中の満足度の平均（点）	80	60
人数（人）	100	900

　これはグループAとグループBの2つのグループで構成される1,000人の集団に対する満足度の状況です．グループAの満足度は80点，グループBは60点という場合，集団全体の満足度を計算するときに，単純に (80＋60)/2＝70 としてしまうと何となく違和感が残ります．それは，各グループの人数が大きく違うにもかかわらず同じように扱われているためです．この計算ですと，70（点）という値の算出において，少数（グループA）の意見と多数（グループB）の意見が同じ価値をもってしまうことになります．つまり，1人当たりでみた場合，グループAの人の意見が過大に，グループBの人の意見が過小に評価されているといえます．

　そこで，公平性を担保するために，各グループの人数で重みを付けて計算します．これが，重み付き平均になります．具体的な計算方法は，｛(80×100)＋(60×900)｝/(100＋900)＝62 となります．グループAの平均値は100人分の意見を，グループBの平均値は900人分の意見を集約したものなので，それを集約する前の状態にして再計算することになります．つまり，グループAの場合100人の平均が80点なのでそもそもグループA全体の合計は 80×100＝8,000 点，グループBの場合900人の平均が60点なのでそもそもグループB全体の合計は 60×900＝54,000 点となり，その合計の62,000点を全体の人数（100＋900＝1,000人）で除すということです．

度は順序はつけられますが，その違いの大きさが不明というものであり，喫煙の頻度や，嫌い・どちらでもない・好きのようなデータなどが該当します．順序に意味がある変数といえます．
　一方，数値で表現されるデータは量的変数と呼ばれ，間隔尺度と比（率）尺度があります．間隔尺度は間隔が等間隔であるため引き算が可能な変数であり，西暦や緯度・経度などがこの変数です．値の間隔に意味がある変数といえます．比（率）尺度は0を原点として間隔や比を比較できる変数であり，身長，体重，脈拍数などはその例です．0という値（原点）と間隔・比率に意味がある変数です．
　また，データの分類の仕方としては，離散変数（カテゴリー変数あるいはカテゴリカル変数）と連続変数に分類する方法もあります．離散変数は非連続で飛び飛びの値をとる変数であり，連続変数は細かい単位まで連続してつながる値を取り得る変数で

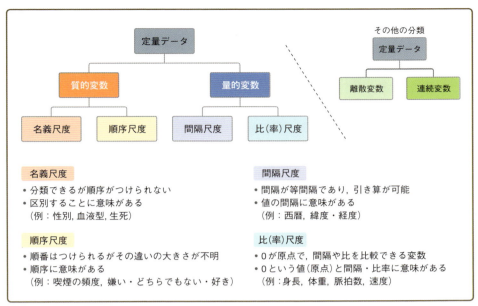

図 I-2 定量データの分類

す．回数や人数などは離散変数で，身長や体重などは連続変数です．ただし，回数も1～数千回のような場合ですと，取り得る値の数が多いので連続変数とみなす場合があります．実際上は，この2者の境界についての基準は明確でない部分もありますので，その時々で判断が異なる場合があります．例外もありますが，一般的には名義尺度と順序尺度は離散変数，間隔尺度と比(率)尺度は連続変数に分類されます．さらに，テキストによっては前述の分類と異なり，質的変数を定性データ，量的変数を定量データと分類する場合もあります．いずれにしろ，分類方法に関して完全に統一されているわけではないようです．

4) 個別データと集計データ

個別データか集計データかという観点です．たとえば，患者さんそれぞれのデータ（個別データ）であれば，患者固有の情報が含まれていますので，年齢・疾患・病棟別などのさまざまな視点からの集計，あるいは診療内容や患者状態に関する日々の経過の視点からの分析が可能となります．一方，疾患別などで集計されたデータ（集計データ）の場合，男女別や年齢別で分析しようとしても，それらの情報を併せもっていない可能性が高く，分析できないということになります．また，患者さんの状態と転倒転落の発生状況との関連についても情報がなく，分析できないという限界があります．しかし，すでに集計され要約された情報であるため，分析の方向性が決めやすかったり，データとして扱いやすい状態であったりする場合が多く，これは利点といえます．そのため，情報の粒度の違いなどを踏まえ，分析目的に応じて個別データと

集計データのどちらを利用するか考える必要があります．

5）記憶媒体（メディア）

記憶媒体というと難しく聞こえますが，簡単にいうと，その情報がどういう物体に記憶されているのかということです．大きな分け方としては，紙媒体なのか，電子媒体なのかという違いがあります．通常，分析というとコンピュータを使うことが多いため，紙媒体の場合は電子的に読める（扱える）形に変更する作業（電子化）が必要となります．一方，電子媒体の形であれば，その作業がなくなる，あるいは軽減されるため，電子データのほうが基本的には扱いやすいデータといえます．そのため，分析を念頭に置いた場合，電子媒体のデータであるほうが分析へのハードルが1つ下がることになります．ただし，分析する際にデータ加工などの工夫が必要となる独特なファイルフォーマット〔たとえば，縦持ちのデータ（ファイル）だったり（→**Column** ❸），1つのデータ項目の中に複数の情報が入っていたり，表が画像として取り込まれていたりする〕の場合もありますので，電子データがよいとは一概にいえない場合もあります．なお，電子的な記憶媒体といった場合，ハードディスクやメモリーカード，CD，DVD，USBメモリなどといったデータを保管する媒体そのものを指すこともあります．

6）データ作成（収集）のタイミング

データ作成（収集）のタイミングという観点があります．前述したように，データ分析に取りかかろうとすると，おそらく2次データの利活用から始めることになります．つまり今回の分析のために作成されたデータを利活用するというより，別の目的に応じてすでに作成されているデータを用いることになるため，データがどのタイミングで作成されているのかは，分析において重要な要素となります．もし，1ヵ月に1度直近の1ヵ月分の状況について作成されているようなデータに関して，毎週リアルタイムに前の週の状況を分析したい場合には，週に1度作成してもらうようお願いする（かつ毎週収集する）ことが必要になります．

* * *

以上のように，皆さんが利活用可能なデータは，前述のような観点から整理可能な多種多様なデータであり，さまざまな特徴があるといえます．そのため，データを分析しようとする際には，それぞれの特徴を踏まえたうえでの分析が必須となります．そこで，皆さんが利活用可能な代表的ないくつかのデータに関して，以下で少し紹介します．これらは，定義・概念やフォーマットが共通化されたものばかりです．病院によってはもしかしたら作成していないデータもあるかもしれませんが，多くの皆さ

❸「縦持ちのデータ（ファイル）」と「横持ちのデータ（ファイル）」

「縦持ちのデータ（ファイル）」と「横持ちのデータ（ファイル）」とは，データをデータベースにどのように格納（入力）しているかという違いです．

普段よく目にするのは横持ちのデータですが，これは1つ（1人）の情報が一行に収まるようにデータを格納する方法です．列の見出しにはデータ項目の名称などが入ります．この形式の利点は，データの個数がわかりやすいことや，一見してどのような項目がありどのような値が入っているかわかりやすいことなどがあげられます．一方，欠点は，項目が多くなると表全体が大きくなることや，欠損値があるようなデータの場合，無駄に空欄が多くなること，データ項目の増減に応じて列数（各データ項目の列番号や合計の列数）が変わることなどがあげられます．

横持ちのデータ例

ID	氏名	生年月日	性別	住所
1	山田　太郎	1998/05/03	男	東京都千代田区……
2	○○　××	XXXX/YY/ZZ	女	……

一方，縦持ちのデータは，1つ（1人）の情報が複数行にわたって格納される方法です．列の見出しにはID，項目名，値などが入ります．項目名と値などがセットになって1行を構成します．この形式の利点は，存在しないデータについては行が不要だということ，データ項目数が変わっても列数には影響が出ないことなどがあげられます．一方，欠点は，普段見慣れないこと，一般的に販売されている表計算ソフトや分析ソフト（Microsoft社のExcel®やIBM社のSPSS®など）で分析する際，この形式のままでは分析しづらいことなどがあげられます．

縦持ちのデータ例

ID	項目名	値
1	氏名	山田　太郎
1	生年月日	1998/05/03
1	性別	男
1	住所	東京都千代田区……
2	氏名	○○　××
2	生年月日	XXXX/YY/ZZ

んにとって利活用可能なデータです．ぜひ理解して有効に利活用してください．

2. DPC データ

　DPC データは,日本で開発された急性期の入院患者に対する患者分類法(診断群分類)である DPC (diagnosis procedure combination) において，あるいはその分類に基づく1日当たり定額報酬算定制度(DPC/PDPS：diagnosis procedure combination/per-diem payment system) において利用されているデータです．

　DPC とは，診断 (diagnosis) と行われた処置 (手術, 検査など) (procedure) の組み合わせ (combination) で急性期の入院患者を分類する方法であり，14 桁のコード (DPC コード) で表現されます．現在，DPC コードは約 5,000 種類ありますので，日本の急性期入院患者は約 5,000 のパターンに分類されるということになります．

　DPC は，そもそも医療情報の標準化と可視化，およびその分類を活用した医療提供体制の適正化と医療の質向上を目的として開発されたものであり，診療報酬制度における包括評価に利用するために開発されたものではありません．そのため分類にあたっては，臨床上の観点からばらつきが比較的少なく，同質性(類似性・代替性)が担保できるよう考慮されています．

　DPC は前述のとおり，診断 (傷病名) や処置 (医療行為など) で患者さんを分類する手法であり，診療報酬制度でも利用されています [両者を明確に区分するため，DPC 評価分科会において，患者分類としての診断群分類を「DPC」，診断群分類に基づく1日当たり定額報酬算定制度を「DPC/PDPS」というように整理されています (**表 I-2**)]．そのため患者分類に必要な患者情報や診療報酬算定のために必要な医療施設情報などが DPC データに関連するファイルとして**表 I-3** のように収集されています．これ

表 I-2 DPC と DPC/PDPS

"DPC/PDPS" について

DPC：diagnosis procedure combination (診断群分類)
diagnosis：診断 procedure：処置 (手術，検査など) combination：組み合わせ
PDPS：per-diem payment system (1日当たり包括支払い制度)
per-diem：1日当たり payment system：支払い制度

"DPC" という呼称について

❶ 診断群分類に基づく1日当たり定額報酬算定制度
❷ 患者分類としての診断群分類

本来 DPC は，❷の意味でつくられた略称であるが，❶の意味と混在し，両者の使い分けを明確にするべきという指摘があったことを踏まえ，支払い制度としての DPC 制度の略称については DPC/PDPS とすることで 2000 (平成 22) 年 12 月 16 日の「DPC 評価分科会」において整理された

表Ⅰ-3　DPCデータ関連ファイル

内容			ファイル名称
患者別匿名化情報	簡易診療録情報（カルテからの匿名化情報）		様式1
	診療報酬請求情報	診断群分類点数表により算定した患者に係る診療報酬請求情報	Dファイル
		医科点数表に基づく出来高点数情報（入院，外来）※外来は任意	EF統合ファイル
		カルテからの日別匿名化情報（重症度，医療・看護必要度に係る調査票）	Hファイル
		医科保険診療以外の診療情報	様式4
施設情報（病床数，入院基本料等加算，地域医療指数における指定状況等）			様式3

表Ⅰ-4　DPCデータ関連ファイルの各ファイルの主な情報

分析可能な全国統一形式の患者臨床情報＋診療行為の電子データセット	
様式1	患者臨床情報 →患者基本情報（生年月日，性別） →入退院，傷病名，手術，各種重症度スコア
EF統合ファイル	出来高診療報酬請求情報（診療明細情報，行為明細情報） →診療行為（手術，処置，検査等），医薬品，医療材料 →実施日，回数・数量，点数
Dファイル	DPC/PDPSにおける診療報酬請求情報（包括診療明細情報） →DPCコード
Hファイル	カルテ等からの日別の匿名化情報 →重症度，医療・看護必要度に係る評価票の各評価項目の点数
様式3	医療施設情報 →機能，基準
様式4	医科保険診療以外の診療情報 →請求先

らは，日本全国共通のフォーマットで収集されている電子データセットであり，分析において非常に使いやすいデータといえます．

　それぞれのファイルにある情報は**表Ⅰ-4**のとおりです．このうち，様式3や様式4を分析に利用することはあまりないと考えられますので，ここでは説明を割愛します．また，Hファイルに関しては看護の分析において重要な情報源と考えられる重症度，医療・看護必要度データなので，別に項目を立てて詳細を説明します．ここでは残りの様式1，EF統合ファイル，Dファイルについて説明します．

1）様式1（巻末参考資料①）

　様式1は入院サマリーの簡易版といえます．患者さんの基本的な情報をはじめ，入退院，傷病名，手術，各種重症度スコアなどの情報が含まれています．具体的な患者さんの基本情報としては，生年月日や性別，住所地の郵便番号，身長・体重などが

あります．また，入退院情報には，入院年月日や入院経路，救急車による搬送の有無，退院年月日，退院先，退院時転帰，退院後の在宅医療の有無などがあります．そのほか，主傷病名や入院契機病名，医療資源を最も投入した傷病名，診療目的，手術の術式，がん患者に対しては化学療法の有無などの情報もあります．さらに，入院時や退院時のADLスコアや，がん患者についてはステージ分類，入院時や退院時に意識障害がある場合はJCS (Japan coma scale) などの情報もあります．つまり，患者さんがいつどのような病名・状態で入院し，主にどのような治療（手術や化学療法など）を受け，どのような状態で退院していったかについて，概要がわかる情報ということです．

　この様式1は，2013年度までは入院中に転科や転棟がなければ1人の患者さんに対して，1行（1レコード）のフォーマット（横持ち）という比較的シンプルな構造でしたが，2014年度からフォーマットが大きく変わりました．具体的には，それぞれの患者さんに対して，その患者さんが該当する項目に関してのみデータを作成するというやり方で，その行の情報はどの項目に関する情報かをわかるようにして（ヘッダをつけて），その詳細についてデータそのもの（ペイロード）を複数行（複数レコード）で表すヘッダ・ペイロード方式と呼ばれるフォーマット（縦持ち）へと変わりました．ほとんどなじみのない用語を羅列した説明のためわかりにくいですので，簡単な例で説明すると，たとえば，前述の入院時JCSは入院時に意識障害があった場合のみデータとして存在すればよいため，入院時に意識障害があった患者については，該当するデータの行の最初のほうで「この行の情報は入院時JCSの情報ですよ」というヘッダをつけ，その後にJCSの情報（ペイロード）がデータとして入っています．それに対して，入院時に意識障害がない場合はそもそもその行（レコード）自体が存在しないということです．

2) 入院EF統合ファイル（巻末参考資料②）

　EF統合ファイルは診療報酬請求区分に基づいた出来高診療報酬請求情報を有します．具体的には，基本診療料である入院基本料，入院基本料等加算，特定入院料等，その他の検査，画像診断，投薬，注射，リハビリテーション，処置，手術，麻酔，放射線治療などの診療行為，およびその診療行為の中で使用された医薬品や医療材料について，実施日や回数・数量，病棟コード，点数などの情報が入っています．つまり，いつ，どこで，どのような診療行為が何回実施されたのか，またその際どのような薬剤や医療材料（種類や価格）がどの程度使用されたのかがわかる情報です．

　EF統合ファイルは診療行為の詳細について把握できるデータですが，その分レコード数が大きくなるという欠点もあります．しかし，EF統合ファイルはもともとレセプトコンピュータ（診療報酬明細書を作成するコンピュータ）から作成されるEファイルとFファイルという2つのファイルを，2010年度から統合して1つのファイ

ルにしたものです．そのため，DPCデータを作成しているほぼすべての病院にはEファイルとFファイルがそれぞれ存在する状況であり，実際の分析においては，分析が容易になるよう，これら個別のファイルの状態で使用する場合が多いと思われます．そこでこれら2つのファイルについてもう少し説明します(**巻末参考資料③, ④**)．

まず，Eファイルですが，これは診療明細情報で，どのような診療が行われたのかという情報が入っています．一連の診療行為単位で1つのレコードがつくられます．一方，Fファイルは行為明細情報で，Eファイルにあるそれぞれの行為についての明細(詳細)情報が入っています．1つの診療行為を構成する行為や薬剤，材料ごとに1つのレコードがつくられます．

たとえば，膀胱留置カテーテルを設置した場合，カテーテルやキシロカイン®ゼリーといった材料や薬剤を使用しますが，Eファイルでは留置カテーテル設置という1つのレコードが作成され，材料料や薬剤料も含んだ行為点数情報が入っています(そのため，Eファイルの行為点数すべてを合計すると，出来高で算定されたその患者の診療報酬点数と一致することになります)．一方，Fファイルでは，留置カテーテル設置という行為のレコードと，カテーテル，キシロカイン®ゼリーといった材料や薬剤のレコードがそれぞれ作成されるため，3つのレコードが作成されることになります(**図I-3**)．そのため，Eファイルを活用すると患者さんに対する日々の診療内容の概要や出来高換算医療費を把握することが可能であり，Fファイルをさらに活用すると一連の行為の中で使用された薬剤，材料といった行為の明細を把握することが可能です．

なお，EファイルとFファイルについては含まれる情報に違いがあり，両方のファイルに共通しているデータ項目とそれぞれ固有なデータ項目があります．両方のファイルに共通している項目としては，データ識別番号(患者さんそれぞれを識別する番号)，入退院年月日，データ区分(検査，画像診断，処置，手術などの診療区分に対応)

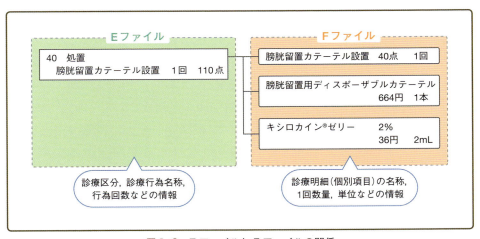

図I-3 EファイルとFファイルの関係

およびEとFファイルを関連付けするためのデータ区分ごとの順序番号などです．一方，それぞれ固有な項目としては，Eファイルには実施年月日や行為回数・点数，病棟コードなどが，Fファイルには行為明細点数・金額，使用数量，基準単位などがあります．

3）Dファイル（巻末参考資料⑤）

Dファイルは包括診療明細情報であり，DPC/PDPSにおける診療報酬請求情報です．ファイルのデータ項目はEF統合ファイルの項目と似ていますが，DPCに基づいて診療報酬請求を行うためのファイルであるため，その観点から必要となる分類番号（DPCコード）や医療機関係数などの項目がある一方，不要となる細かい行為明細情報などの項目はありません．DPC/PDPSにおいて診療報酬が支払われる病院のみが作成するファイルです．様式1にはDPCコードがないため，DPCコード別に分析を実施しようとする際，DファイルのDPCコードは重要な情報になります．

3. 重症度，医療・看護必要度データ

重症度，医療・看護必要度データは，「重症度，医療・看護必要度（以下，看護必要度）に係る評価票」の各評価項目に関するデータです．このデータに関しては，読者の多くの方にとって非常に馴染み深いデータですので，詳細な説明は割愛しますが，この評価票は「モニタリング及び処置等（A項目）」，「患者の状況等（B項目）」，「手術等の医学的状況（C項目）」で構成されます．表Ⅰ-5は看護必要度評価票の一つである「一般病棟用の重症度，医療・看護必要度に係る評価票（2018年度時点）」ですが，本評価票の場合，モニタリングおよび処置といった専門性の高い看護ケアを表すA項目（8項目），療養上の世話に影響を与える患者さんのADLなどの患者状況を表すB項目（7項目），さらに手術や救急にかかわる内科的治療などの医学的状況を表すC項目（7項目）の22項目です．この評価票を用いることで，患者さんの状態（重症度）に応じた医療および看護の提供量の必要性を日々把握することが可能となります．したがって，医療ニーズや手厚い看護の必要性が高い患者さんの状態や医療処置，看護の提供量などに着目した評価指標といえます．

この看護必要度データの病院内での利活用法ですが，主に2つの目的で利用されているようです．一つは，入院基本料の算定における評価基準である「看護必要度の基準を満たす入院患者割合」をマネジメントする際に利用するというものです．病院が目指す診療報酬算定の実現のため，看護必要度データを分析し，マネジメントに活用しています．

もう一つは，看護要員を適正配置するための基礎資料として利用するというものです．看護必要度は，そもそも看護要員を適正に配置するためのデータベースとして開

表Ⅰ-5 一般病棟用の重症度,医療・看護必要度に係る評価票

A	モニタリング及び処置等	0点	1点	2点
1	創傷処置(①創傷の処置(褥瘡の処置を除く),②褥瘡の処置)	なし	あり	―
2	呼吸ケア(喀痰吸引のみの場合を除く)	なし	あり	―
3	点滴ライン同時3本以上の管理	なし	あり	―
4	心電図モニターの管理	なし	あり	―
5	シリンジポンプの管理	なし	あり	―
6	輸血や血液製剤の管理	なし	あり	―
7	専門的な治療・処置(①抗悪性腫瘍剤の使用(注射剤のみ),②抗悪性腫瘍剤の内服の管理,③麻薬の使用(注射剤のみ),④麻薬の内服,貼付,坐剤の管理,⑤放射線治療,⑥免疫抑制剤の管理,⑦昇圧剤の使用(注射剤のみ),⑧抗不整脈剤の使用(注射剤のみ),⑨抗血栓塞栓薬の持続点滴の使用,⑩ドレナージの管理,⑪無菌治療室での治療)	なし	―	あり
8	救急搬送後の入院(2日間)	なし	―	あり

B	患者の状況等	0点	1点	2点
9	寝返り	できる	何かにつかまればできる	できない
10	移乗	介助なし	一部介助	全介助
11	口腔清潔	介助なし	介助あり	―
12	食事摂取	介助なし	一部介助	全介助
13	衣服の着脱	介助なし	一部介助	全介助
14	診療・療養上の指示が通じる	はい	いいえ	―
15	危険行動	ない	―	ある

C	手術等の医学的状況	0点	1点
16	開頭手術(7日間)	なし	あり
17	開胸手術(7日間)	なし	あり
18	開腹手術(4日間)	なし	あり
19	骨の手術(5日間)	なし	あり
20	胸腔鏡・腹腔鏡手術(3日間)	なし	あり
21	全身麻酔・脊椎麻酔の手術(2日間)	なし	あり
22	救命等に係る内科的治療(2日間)(①経皮的血管内治療,②経皮的心筋焼灼術等の治療,③侵襲的な消化器治療)	なし	あり

発され発展してきたものです.そのため,看護必要度データを用いることで入院患者に提供されるべき看護サービス提供時間の程度が把握可能になります.看護必要度データを分析し,マネジメントに活用しています.

　この看護必要度データは,2016年度よりHファイルという名称で前述のDPCデータ関連ファイルの一つとなりました.これまでもデータ項目や評価基準などは全国で共通化されていたのですが,ファイルのフォーマットも共通化されることになりまし

た．具体的なフォーマットは**巻末参考資料❻**のとおりですが，DPCデータの様式1と同様に縦持ちのファイルフォーマットです．

なお，看護必要度データは前述のようにA～C項目の情報を有します．そのため，看護ケアの必要量が測定可能なだけではなく，診療・ケアに対する日々の詳細なアウトカム（患者状態）やその経過（患者像）についての把握も可能です．したがって，看護必要度データを用いると，日々の患者状態に基づいて，診療・ケアの質評価や，あるいは看護要員配置のみならず退院調整などのさまざまな看護業務におけるマネジメントでの活用が可能といえます．医療にかかわるデータの中で，日々の状況についてアセスメントしている唯一の貴重なデータです．収集には多くの手間暇がかかっていますので，われわれナースはこのデータをぜひ有効に活用していきましょう．

4. 医療事故情報およびヒヤリ・ハット事例（日本医療機能評価機構における医療事故情報収集等事業）

医療安全に関するデータである医療事故情報やヒヤリ・ハット事例に関しては，全国共通のフォーマットで収集されているデータとして，公益財団法人日本医療機能評価機構（以下，評価機構）の医療事故情報収集等事業において収集しているデータがあります．この事業の内容など詳細については，評価機構のホームページ（http://www.med-safe.jp/）に記載されているので併せて参照してください．

1）データ収集の経緯

このデータを評価機構で収集することになった経緯やデータ収集の目的は以下のとおりです．

1999年の肺手術と心臓手術の患者取り違え事例，ヒビテンとヘパリン加生理食塩水の取り違え事例，2000年の人工呼吸器の加湿器にエタノールが誤って注入された事例など，患者さんに重大な障害をきたした，もしくは死亡に至った医療事故が特定機能病院で相次いで発生し，医療事故に関する社会的関心が高まりました．これを受けて国は，2001年を「患者安全推進年」と位置付け「患者の安全を守るための医療関係者の共同行動（PSA：patient safety action）」と称し，急速に医療安全対策が進められました．そこで同年2001年に，現在のヒヤリ・ハット事例収集等事業の前進である医療安全対策ネットワーク整備事業が開始され，さらに2004年9月21日付けで医療法施行規則の一部を改正する省令を公布し，特定機能病院などに対して医療事故の報告を義務付け，同年10月より医療事故事例等事案の収集を開始しました．

現在では，評価機構が厚生労働大臣の分析機関として登録を受け，医療事故事例およびヒヤリ・ハット事例の収集事業を行っています．この事業はこれらの情報を収

集・分析し，それを広く国民や医療機関などに公表することにより医療機関が安全対策に有用な情報を共有することや，それらの情報提供を通じて医療安全対策の一層の推進を図ることを目的としています．このような情報が公表されることにより，1医療機関では経験しない事象を知ることができ，自院の安全対策，安全文化醸成につなげることができます．この情報収集は，医療事故の発生予防と再発防止を目的としているため，懲罰的な取り扱いにつながらないよう，個人（病院）追求につながらないことが担保された仕組みになっています．

2) 医療事故情報とヒヤリ・ハット事例

この事業で収集しているデータには，大きく2つのデータがあります．一つは医療事故情報であり，もう一つはヒヤリ・ハット事例です．医療事故情報とヒヤリ・ハット事例については，それぞれ報告範囲が定義されています．

医療事故情報については，**表Ⅰ-6**のとおり，医療法施行規則第9条23の16に「事故等事案」として規定されているものと同様になります．報告の範囲をみるとわかるように表の❸では，当該事象にかかわる医療行為の実施の有無にかかわらず，医療事故に関して発生予防や再発防止に役立つと考えられる事例も報告することとなっており，ヒヤリ・ハット事例も一部含まれます．報告内容は**表Ⅰ-7**のとおり医療事故の発生年月および発生時間帯，医療事故の程度および事故の概要など合計27項目の情報があります．

表Ⅰ-6 医療事故情報の報告範囲

❶ 誤った医療または管理を行ったことが明らかであり，その行った医療または管理に起因して，患者が死亡し，もしくは患者に心身の障害が残った事例または予期しなかった，もしくは予期していたものを上回る処置，そのほかの治療を要した事例

❷ 誤った医療または管理を行ったことは明らかでないが，行った医療または管理に起因して患者が死亡し，もしくは患者に心身の障害が残った事例または予期しなかった，もしくは予期していたものを上回る処置，そのほかの治療を要した事例（行った医療または管理に起因すると疑われるものを含み，当該事例の発生を予期しなかったものに限る）

❸ ❶および❷に掲げるもののほか，医療機関内における事故の発生の予防および再発の防止に資する事例

表Ⅰ-7 医療事故情報の報告内容

主に以下の❶～❺など合計27項目の情報を収集
❶ 発生年月および発生時間帯
❷ 事故の程度および事故の概要
❸ 患者の数，年齢および性別
❹ 当事者職種，経験年数
❺ 事故の内容，背景・要因，改善策など
　⋮

表Ⅰ-8　ヒヤリ・ハット事例の報告範囲

❶ 誤った医療行為などが，患者に実施される前に発見された事例
❷ 誤った医療行為などが実施されたが，結果として患者に影響を及ぼすに至らなかった事例
❸ 誤った医療行為などが実施され，その結果，軽微な処置・治療を要した事例

表Ⅰ-9　ヒヤリ・ハット事例の報告内容

以下の❶～❺など合計16項目の情報を収集

❶ 発生年月および発生時間帯
❷ 医療の実施の有無
❸ 治療の程度および影響度
❹ 患者の数，年齢および性別
❺ 事例の内容，背景・要因，改善策など
　⋮

　ヒヤリ・ハット事例の報告範囲については，**表Ⅰ-8**のとおりですが，発生件数を報告する方法と，評価機構が定めたテーマに沿って事例を報告する方法があります．報告内容は**表Ⅰ-9**のとおり，医療事故の発生年月および発生時間帯，医療の実施の有無，治療の程度および影響度など合計16項目の情報となっています．

　これらのデータは，医療事故情報については医療法施行規則で義務付けられている医療機関*276施設とこの事業に自発的に参加している医療機関778施設から，ヒヤリ・ハット事例については報告義務の対象となる医療機関はなく任意参加の1,217施設から，両事案あわせて1,479施設から情報が集められています（2018年3月現在）．

3）公開情報の利活用

　これらの医療事故情報やヒヤリ・ハット事例は，医療機関からWEBにより報告され，評価機構でそのデータについて収集・分析しその内容を報告書などに取りまとめています．多くの病院では，医療安全を担当する部署がその事案を取りまとめているのが実態です．自院が報告した内容については，**図Ⅰ-4**のようにその内容をCSV形式で出力できるようになっています．そのため，これらのデータを用いて分析する場合は，医療安全を担当する部署にまずは問い合わせてみてください．また，このデータはこの事業に参加している病院であれば，同じフォーマットでデータを作成してい

＊：報告義務対象医療機関は，①国立研究開発法人および国立ハンセン病療養所，②独立行政法人国立病院機構が開設する病院，③学校教育法に基づく大学の附属病院である病院（分院除く），④特定機能病院となっている．当該医療機関は，報告義務がある医療機関として医療法施行規則に基づき，2004（平成16）年9月21日付け厚生労働省医政局長通知医政発第0921001号で定められている．

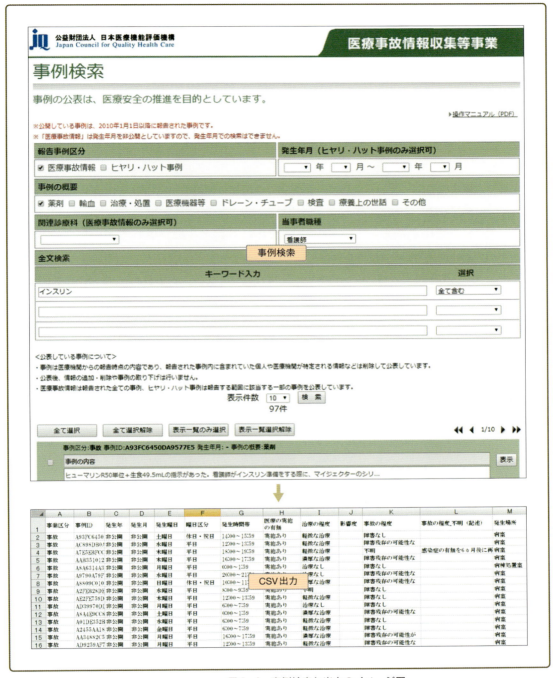

図 I-4 事例検索と出力のイメージ図
（公益財団法人日本医療機能評価機構 HP より作成）

ますので，複数病院のデータを集積しての分析も可能です．

なお，評価機構のホームページには，2010年から報告されたすべての医療事故情報と一部のヒヤリ・ハット事例が公表されています．一定の検索条件で絞り込んだ情報（1,000件未満）をCSV形式にダウンロードすることもできます．前述のように，

この事業は発生予防および再発防止を目的としているため，事例の内容から医療機関が特定されないよう，一部の情報が非公開になっています．また，病床数などの情報も伏せてあることから，細かな分析やベンチマークには工夫が必要ですが，わが国で発生している医療事故を概観するうえでは有用な情報といえます．

5. 院内感染対策サーベイランス（JANIS）データ

日本における院内感染に関する概況把握に関しては，全国共通のフォーマットで収集されているデータとして，厚生労働省による院内感染対策サーベイランス（JANIS）事業において収集しているデータがあります．この事業の内容など詳細については，厚生労働省のホームページに記載されていますので併せて参照してください（https://janis.mhlw.go.jp/）．

この事業で収集しているデータには，検査部門，全入院患者部門，手術部位感染（SSI）

表I-10　検査部門データ

> **目的**
> 細菌検査により各種検体から検出される主要な細菌の分離頻度およびその抗菌薬感受性を継続的に収集・解析し，医療機関における主要菌種・主要薬剤耐性菌の分離状況を明らかにする
>
> **提出データ**
> 細菌検査にかかわる全データ
>
> **データ収集方法**
> 細菌検査装置・細菌検査システムからのデータの抽出

表I-11　全入院患者部門データ

> **目的**
> 全入院患者を対象とし，主要な薬剤耐性菌による感染症患者の発生率に関するデータを継続的に収集・解析し，医療機関における薬剤耐性菌による感染症の発生状況を明らかにする．これらの情報に基づいて全国の医療機関が実施する院内感染対策を支援する
>
> **対象とする薬剤耐性菌**
> ・メチシリン耐性黄色ブドウ球菌（MRSA）
> ・バンコマイシン耐性腸球菌（VRE）
> ・多剤耐性緑膿菌（MDRP）
> ・ペニシリン耐性肺炎球菌（PRSP）
> ・バンコマイシン耐性黄色ブドウ球菌（VRSA）
> ・多剤耐性アシネトバクター属（MDRA）
> ・カルバペネム耐性腸内細菌科細菌（CRE）
>
> **提出データ**
> 入院患者数
> 　→新規入院患者数，前月繰越入院患者数
> 感染症患者
> 　→患者識別番号，生年月日，性別，薬剤耐性菌名，感染症名，検体名，新規・継続の区別，報告日，入院日，検査日，診療科，病棟
>
> **データ収集方法**
> 担当者が定期的に細菌検査室からの薬剤耐性菌検出者リストに基づいてサーベイランスシートを作成し，感染症と判定された患者のデータを診療録などから収集する

部門，集中治療室（ICU）部門，新生児集中治療室（NICU）部門の大きく分けて5つのデータがあります．それぞれの部門で収集されているデータは**表I-10～14**のとおりです．

　検査部門のデータには，医療機関における主要菌種・主要薬剤耐性菌の分離状況を明らかにするため，細菌検査装置・細菌検査システムから抽出可能な細菌検査にかか

表I-12　手術部位感染（SSI）部門データ

目的
術後に発生する手術部位感染（SSI）のリスク因子ごとの発生率やその原因菌に関するデータを継続的に収集・解析し，医療機関におけるSSIの発生状況を明らかにする

提出データ
選定した手術手技に該当する全手術症例：
　→患者ID，年齢，性別，手術手技，手術年月日，手術時間，創分類，ASA（アメリカ麻酔科医学会）スコア，緊急手術・埋入物・内視鏡使用・人工肛門造設，手術部位感染（SSI）発生の有無
選定した手術手技のSSI症例
　→SSI診断年月日，感染特定部位，検体，分離病原体

データ収集方法
全手術症例に関するデータは，診療録，手術記録などから収集する．SSIありと判定された症例に対してはデータを患者診察や診療録などから収集する

表I-13　集中治療室（ICU）部門データ

目的
集中治療室（ICU）で発生する3種類の院内感染症（人工呼吸器関連肺炎，カテーテル関連血流感染症，尿路感染症）の発生率やその原因菌に関するデータを継続的に収集・解析し，ICUにおける院内感染症の発生状況などを明らかにする

提出データ
熱傷患者を除く全入室患者
　→患者識別番号，入室日時，退室日
熱傷患者を除く感染症発症患者
　→上記に加えて感染症発症日，感染症の種類，感染症の原因菌，感受性試験結果（デバイス日は収集せず）

データ収集方法
担当者（ICUの医療従事者または事務職員）が，各々の施設の状況に応じて作成した全入室患者のサーベイランスシートに基づいて必要な患者データを収集する

表I-14　新生児集中治療室（NICU）部門データ

目的
新生児集中治療室（NICU）で発生する院内感染症の発生率とその原因菌に関するデータを継続的に収集・解析し，NICUにおける院内感染症の発生状況などを明らかにする

提出データ
入室患児数：
　→出生体重群別入室患児数
感染症発症患児：
　→出生体重群[*1]・原因菌[*2]・感染症分類名[*3]
　　*1　出生体重：1,000g未満，1,000g～1,499g，1,500g以上
　　*2　原因菌：メチシリン耐性黄色ブドウ球菌・メチシリン感性黄色ブドウ球菌・コアグラーゼ陰性ブドウ球菌・緑膿菌・カンジダ属・その他・菌不明
　　*3　感染症分類：敗血症・肺炎・髄膜炎・腸炎・皮膚炎・その他

データ収集方法
担当者が所定のサーベイランスシートなどを用いて感染症患児のデータを随時収集する

わる全データがあります．全入院患者部門データには，メチシリン耐性黄色ブドウ球菌（MRSA）やバンコマイシン耐性腸球菌（VRE），カルバペネム耐性腸内細菌科細菌（CRE）をはじめとした主要な薬剤耐性菌による感染症患者の状況を把握するため，新規入院患者数や前月繰越入院患者数といった全入院患者に関するデータとともに，感染症患者の生年月日，性別，薬剤耐性菌名，感染症名，診療科などのデータがあります．SSI 部門データには，医療機関における SSI の発生状況を明らかにするため，選定した手術手技に該当する全手術症例における患者の年齢，性別，手術手技，手術時間，創分類，ASA（アメリカ麻酔科医学会）スコア，SSI 発生の有無などのデータとともに，選定した手術手技の SSI 症例については感染特定部位，検体，分離病原体などのデータがあります．また，ICU 部門データには ICU における院内感染症の発生状況などを明らかにするため，熱傷患者を除く全入室患者の入室日時，退室日のデータおよびその中で感染症発症した患者の感染症発症日，感染症の種類，感染症の原因菌，感受性試験結果のデータがあります．そして，NICU 部門データには，NICU における院内感染症の発生状況などを明らかにするため，入室患児数に関する出生体重群別入室患児数と，感染症発症患児に関する出生体重群，原因菌，感染症分類名のデータがあります．

　これらのデータに関して，全部門のデータを収集・提出している医療機関もあれば，たとえば検査部門だけといった特定の部門のデータに関してのみ収集・提出している医療機関も，あるいは参加していない医療機関もあります．2018 年 1 月現在この事業に参加している医療機関は，全国で 2,150 施設あり，部門ごとでは検査部門 2,000，全入院患者部門 933，SSI 部門 859，ICU 部門 191，NICU 部門 118 となっています．

　多くの病院では，感染管理を担当する部署や検査部門などがこれらデータを取りまとめています．これらのデータを用いて分析する場合は，感染管理を担当する部署あるいは検査部門に問い合わせてみてください．また，このデータも評価機構の医療安全に関するデータと同様に，この事業に参加している病院であれば，同じフォーマットでデータを作成していますので，複数病院の中でのベンチマークなども可能です．なお，JANIS の目的には，院内感染の概況を把握し医療現場に対して院内感染対策に有用な情報を還元するという目的があるため，収集したデータに関してそれぞれの部門ごとに**表 I - 15** のような情報を還元しています．自院の状況との比較が可能となるため，院内感染対策を進めるうえで有用な情報となります．

＊　＊　＊

　ここでは，皆さんがデータを分析しようとしたときに病院で利活用可能なデータについて説明しました．まず前半では入手可能なデータに関してさまざまな観点からそ

表Ⅰ-15 主な還元情報

検査部門
- 主要な菌および耐性菌の分離患者数推移
- 主要な菌および耐性菌の分離率の昨年度全体データとの比較
- 主要な菌および耐性菌の病棟別，検査材料別分離患者数
- 主要な菌の薬剤感受性推移
  （自施設における分離率と全参加医療機関の分離率との比較が可能）

全入院患者部門
- 薬剤耐性菌による感染症患者数および発生率（感染率・罹患率）
- 診療科・病棟別感染症患者数
  （自施設における発生率と全参加医療機関の発生率との比較が可能）

手術部位感染（SSI）部門（すべての情報は手術の種類別に表示）
- SSI発生率
- リスク因子群別SSI発生率
- 原因菌分類
  （自施設におけるSSI発生率と全参加医療機関の発生率との比較が可能）

集中治療室（ICU）部門
- 人工呼吸器関連肺炎発生率
- カテーテル関連血流感染症発生率
- 尿路感染症発生率
- 感染症別原因菌分類
  （感染症発生率はすべて在室日数によるリスク調整を行う．自施設における発生率と全参加医療機関の発生率との比較が可能）

新生児集中治療室（NICU）部門
- 出生体重群別入院患児数
- 菌種別出生体重群別発症数および発生率
- 菌種別感染症別発症数および発生率
  （自施設における発生率と全参加医療機関の発生率との比較が可能）

の特徴について整理しました．入手可能なデータの中には，病院内部にある（眠っている）データもあれば，外部にある（公表されている）データもあります．また，比較的分析にとりかかりやすいデータもあれば，とりかかりにくいデータもあります．データの特徴は実際の分析に影響を与えることになりますので，さまざまな特徴があることをぜひ理解してください．

　そして，後半ではいくつかの代表的なデータに関して紹介しました．これらはいずれも多くの病院で作成している共通フォーマットのデータばかりです．本書では詳細な説明は割愛しますが，これ以外にも公益社団法人日本看護協会が実施している労働と看護の質向上のためのデータベース [DiNQL（ディンクル）：Database for improvement of Nursing Quality and Labor] のデータや，厚生労働省が収集しているDPCデータを集計したDPC導入の影響評価に関する調査（DPC公開データ）(http://www.mhlw.go.jp/stf/seisakunitsuite/bunya/0000049343.html) などもあります．DiNQLは2013年度からスタートした事業であり，2018年6月1日時点の参加病院数と参加病棟数はそれぞれ569，5,096となっています．とくに看護につながりの深い視点からの項目（病院・病棟情報，労働状況，看護職員情報，患者情報など）で構成されたデータですので，非常に貴重なデータです．また，DPC公開データは

全国の3,000を超える病院に関する実名入りの非常に有力なデータです．在院日数や退院時転帰などの情報以外はどう使うかイメージしにくいかもしれませんが，どのようなデータがあるのか，ぜひ一度目を通してください．

繰り返しになりますが，病院の内部にも外部にも多くのデータがすでに存在しています．分析に慣れないうちは，データがいろいろなところにありすぎて，手を出すのを躊躇してしまうかもしれません．しかし最近では，分析の必要性を強く感じている病院も多いため，データウェアハウス（DWH）と呼ばれるデータベースを構築している病院もあります．DWHとは，簡単にいうと，業務において発生したあらゆる情報を時系列で保管したデータベースであり，集計や分析を容易にするためのものです．もちろん，DWHがなくても，身近にあるデータ（看護部門で管理しているデータ）でも構いません．病院の内外にある多くのデータは，皆さんが分析し，診療やケアの質，看護業務や経営などのマネジメントに利用してくれるのを待っています．データの特徴を理解するとともに，次に説明する分析の方法も理解して，ぜひすぐにでも分析を始めてください．

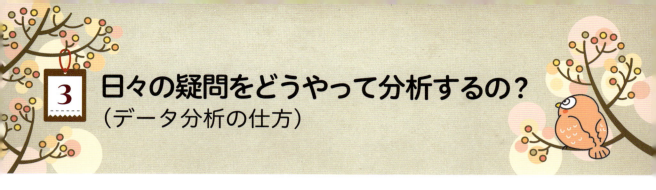

3 日々の疑問をどうやって分析するの？
（データ分析の仕方）

　皆さんは日々業務を行っている中で，さまざまな疑問や問題を発見することがあるのではないでしょうか？　月に1度や週に1度など定期的に報告されるデータをみて問題を発見する，スタッフや上司らから直接伝えられたり指摘されたりする中で問題を発見する，あるいは日々の業務の中で何となく問題を発見するなどです．

　問題を発見した場合，その原因を明らかにし，解決できるよう組織や業務などを改善する必要があります．その際，データを分析することで，「そもそも問題は生じているのか」，「どこに問題が生じているのか」，「現在どういう状況なのか」という事実確認や，「問題の原因は何か」という原因解明が可能になります．つまり，分析には問題の事実確認，改善策立案のための原因解明，実施している改善策によって問題が解決しているのか，あるいは状況が改善されているのかというモニタリングの役割があります．では，その目的を達成するために，具体的にどのように分析していけばよいのでしょうか？

　分析の具体的な作業には，大きく分けて，①分析のための事前準備，②実際の分析，③分析結果の解釈，の3つの作業があります．

1) 分析のための事前準備

　分析のための事前準備とは，皆さんの疑問を利用可能なデータを用いて分析できる状態にすることです．詳細は後述しますが，皆さんの疑問を検証可能な事象にとらえ直す，事象と分析に利用可能なデータを紐づける，実際のデータを準備するなどの作業が必要です．事前準備の成否は，次の実際の分析の成否を決める，つまり分析の目的が達成できるかに大きくかかわります．分析の目的を踏まえてしっかり準備するようにしてください．

2) 実際の分析

　実際の分析については2つのステップがあります．まず，データ全体について，単純に集計したりグラフで表現したりすることで，全体の状況や雰囲気をとらえます．実際に明らかにしたい内容（分析目的の実現）に取りかかる前の基本分析のようなもので，データ全体の特徴をつかみます．その作業が終わると，次のステップとして，事実確認や問題の原因解明のための分析をします．明らかにしたい内容（分析目的）に沿って分析していくということです．

この2つのステップ（単純集計作業と事実確認や原因解明のための分析作業）は，明確に区分され独立した作業である場合もあれば，単純集計の中で事実確認や原因解明が達成されるといった2つの境界が比較的あいまいな場合もあります．また，原因解明の中で，別の要素についてデータ全体を把握する必要が生じ，単純集計作業に戻るというような2つの作業を行ったり来たりする場合もあります．ただし，ここであえて"ステップ"と表現したのには理由があります．「早く事実確認したい」，「早く原因解明したい」といった思いから，単純集計やグラフ化をおろそかにするケースが多く見受けられるためです．しかし，最初にデータ全体の特徴をとらえることは，原因解明のために用いる分析方法の適切性や分析結果に影響を与えるような特殊な値の存在の有無を判断する際の重要なポイントの一つです．また，問題の原因となる要素の"あたり"をつけるために，1つ目のステップは有効な作業です．変数が多いと作業が面倒になることもありますが，最初のステップをないがしろにしないでください．

3）分析結果の解釈

　分析結果の解釈は，分析結果を院内の状況を踏まえ解釈していくことになります．仮に2つの病院の分析結果が同じであったとしても，それぞれの病院によって内部状況や外部状況は異なるため，それらの状況を加味した解釈が重要になります．外部コンサルタントによる分析が有益な場合とあまり有益でない場合があるのは，その典型的な例です．病院の状況を踏まえた提案は役に立ちますが，そうでない場合は役に立ちません．病院の置かれている状況を知らないがゆえ，誤った解釈や提案がなされるおそれすらあります．

　そこでここでは，まず分析目的の達成に大きく影響を与える事前準備である「疑問をどのようにして分析可能な具体的な形（内容）に落とし込むのか」，「データをどのように入手するのか」について説明します．その後，「どのような点に留意しながらデータを分析し，その分析結果を解釈するのか」という分析や解釈の実際について説明します．

1. （抽象的な）疑問やイメージを具体的に分析できる形に落とし込む

1）問題の構造化

　皆さんが抱いた疑問や問題点について分析する際，それらが抽象的なままでは，具体的な分析作業には取りかかれません．疑問や問題点を具体的かつ分析実施可能な形（内容）に落とし込む必要があります．そのためには，明らかにしたいこと（疑問）は

何なのかということを徹底的に考え，それを具体的な事象としてとらえ直すことになります．つまり，疑問を解明するためには，どういった事象がどのような状態であるのかを明らかにすればよいのか考えるということです．

　たとえば，「最近，うちの病棟で"患者さんが転倒しそうになった"という話をよく耳にするけど，年度が替わってスタッフ皆忙しそうだし，そこに原因があるのかも…」という疑問をもった場合，皆さんはどのようにして疑問を解明しますか？　おそらく，まず最近の状況を確認するために「転倒に関するインシデント報告件数」や，「看護師の超過勤務状況」を把握し，そして，転倒のインシデント発生の原因がナースの忙しさによるものなのかを分析するため，この両者の関連について明らかにしようとするはずです．これは，「忙しい」を「ナースの超過勤務状況」という事象に，「転倒しそうになった」を「転倒に関するインシデント報告件数」という事象にとらえ直し，実際増加している状態なのかということと，その両者に関連がある状態なのかということを明らかにしていくわけです．

　このような分析はすでに多くの病院で行われています．そのため，「疑問を具体的に分析できる形に落とし込む」とは「なんだそんな簡単なことか」と思われるかもしれません．しかし，たとえば，病棟スタッフから「患者さんからのクレームが多くて，仕事に対するモチベーションがあがらないので，もう仕事を辞めたい」といったような相談をされた場合はどうでしょうか？　スタッフの気持ちを受け止めるとともに，クレームの内容や原因などを明らかにする必要があります．そのためにはデータを分析する必要がありますので，どのようなデータを用いてどうやって分析するのか決めなければなりません（もちろん，データ分析をしないで問題を解決する方法もあります）．そして，抽象的な疑問や課題を分析可能な形（内容）まで落とし込む作業（疑問の構造化作業）が必要になるわけです．

　それでは，どのようにすれば疑問は構造化できるのでしょうか？　構造化する際には大きく2つの作業を実施する必要があります（**表Ⅰ-16**）．それは，「（イメージの段階である）疑問や問題点をほかの人にも伝わるようにキーワードなどを盛り込みながら言語化する，あるいは事象としてとらえ直す（疑問や問題点の言語化，事象への

表Ⅰ-16　疑問の構造化の枠組み

疑問や問題点の言語化，事象への変換
- 具体的で客観的な表現に変える（事象として設定する）作業
- ほかの人にも伝わるように可能な限り具体的なキーワードや要素を盛り込む
- 関連して起こる具体的な事象をさまざまな角度から複数盛り込む

事象とデータ項目との紐付け
- キーワードなどを活用して利用可能なデータ項目と対応させる作業
- 実際の分析において使用するデータ項目を確定する作業
- どのようなデータが入手あるいは利用可能なのか
- 複数ある情報源の中のどの情報源のどのデータ項目と対応させるか
- 利用可能なデータのリスト化

変換)」作業と「事象を把握するため，事象と利用可能な情報源のデータ項目とを対応させる (事象とデータ項目との紐付け)」作業です．

2) 言語化

まず，疑問や問題点をほかの人にもわかるように言語化する作業というのは，抽象的・感覚的だったりする疑問を，より明確かつ具体的で客観的な表現に変える (事象として設定する) 作業のことです．この作業においては，次のデータ項目との紐付け作業のためにも，可能な限り具体的なキーワードや要素を盛り込むことが大切です．具体的なキーワードや要素を盛り込むことで，どの情報源 (データベース) のどのデータ項目を利用したらよいのかのあたりをつけることが可能になります．

疑問を言語化する作業については，作業に慣れてくると，次の実際のデータ項目との紐付け作業も視野に入れながら作業することになりますが，慣れないうちはなかなかうまくいかないことが多いと思います．しかし，回数を重ねることで徐々に慣れてきますので安心してください．まずは疑問に関連するような事象をさまざまな角度から複数盛り込むことを意識しながらこの作業を行ってください．

たとえば，「うちの病棟は忙しそう…」というイメージに関して，事実確認のためにデータを分析する際，先ほどの例では「超過勤務状況の把握」をあげましたが，これはあくまでも「病棟が忙しかったら，超過勤務が増えるはず」という病棟が忙しい場合の結果として現れる事象の一つにすぎません．そのほかにも「手術件数が増えているのでは？」，「手がかかる重症な患者さんが多いのでは？」，「新人ナースが多いので指導などに時間がとられているのでは？」などといった病棟の忙しさの原因となり得る事象も重要な要素の一つになり得ます．

したがって，「うちの病棟は忙しそう…」といった感覚的なものを，疑問や課題をほかの人にもわかるように理解可能なキーワードや要素を盛り込みながら事象としてとらえるようにするためには，「忙しい」という抽象的なイメージを数値で把握できるような「超過勤務時間の増加」，「手術数の増加」，「重症患者数の増加」といった具体的な事象に置き換えることが必要になります．ほかの病棟や病院のナースに「うちの病棟忙しいんだよね」と言っても，感覚的にしか伝わりませんが，「超過勤務時間が増えた」，「手術件数が増えた」，「重症患者が増えた」などと言うと，より具体的に状況が伝わります．これは，抽象的だったり感覚的だったりしたものが，より明確かつ具体的な事象としてとらえ直されたためです．「忙しい」ということに関連して起こる具体的な事象をさまざまな方面から考えることが必要というわけです．

3) 事象とデータ項目との紐付け

疑問や課題の言語化作業が終了すると，次は言語化において用いたキーワードなどを利用可能な情報源のデータ項目と対応させる (紐付け) 作業に移ります．これは実

際の分析で使用するデータ項目を確定するための作業です．その際，どのようなデータが入手（利用）可能なのかについて理解しておくことは重要なポイントの一つです．

たとえば，前の作業において「超過勤務時間が増えた」という事象が設定された場合，「超過勤務時間」というデータ項目を使用することになります．このデータについての入手（利用）の可能性という観点から考えると，人事関係のデータベースに必ず存在するデータなので，人事関係の部門や人事システムを管理するシステム部門に問い合わせると入手することができるはずです．

また，「手術件数が増えた」という事象であれば，「手術件数」というデータを使用することになります．このデータも必ず院内に存在するはずです．病院医療情報システムが整備されている場合，電子カルテシステム本体や，手術部の部門システム，あるいはレセプトコンピュータに存在する可能性があります．また，病院医療情報システムが整備されていない場合は，紙カルテや手術部門の手術台帳などに存在するデータを利用します．ちなみにこのような例の場合，複数ある情報源のうちどの情報源のどのデータ項目と紐付けさせるかが重要なポイントになります（詳細は後述）．

また，「重症患者が増えた」という事象は，これまでの2つの事象とは違い，直接対応するデータ項目を探すのは少し難しいかもしれません．なぜなら，概念としてあいまいな部分があるためです．院内で重症患者を定義していればすんなりと紐付けさせることができますが，そうでない場合は工夫が必要になります（→ **Column** ❹）．たとえば，「重症度，医療・看護必要度データ」と紐付けさせる，あるいは少し手荒いですが，「重症個室の使用状況」と紐付けさせることなどが候補にあがります．

また，「新人ナースを指導する時間の増加」ですが，これは既存データと対応させようとしても，そもそも存在しないデータの可能性があります．その場合は，できるだけ近似できるようなデータ項目を見つけ出すか，第Ⅱ章で説明する分析用データの

Column ❹ 「用語の定義」は大切です！

　看護研究をしたことがある方なら「用語の定義」の重要性はよく理解されていると思いますが，日常業務の分析においても，もちろんこの「用語の定義」は重要です．定義が決まっているということは，概念が整理されているということなので，その用語から皆がイメージするものが同じということでコミュニケーションが成立します．「用語の定義」は，データとの紐付けにも影響しますので，その重要性についてしっかり認識するようにしてください．

　たとえば，「熱発」という用語に関しては，主観的な解釈が入る可能性が考えられます．体温が37.0℃以上の場合を熱発と考える人もいるでしょうし，38.5℃以上を熱発と考える人もいるでしょう．そのため，「熱発」がしっかり定義されていない場合には，それぞれの人が思い浮かぶ患者像に違いが生じることになります．

　あなたが使うその用語，皆さん同じものをイメージできていますか？

作成方法を参考に新たにデータを収集してもよいでしょう．

　慣れないうちは，前の作業である「言語化」作業と，「データ項目との紐付け」の作業がスムーズに進まずに，再び「言語化」作業に戻ることも多いかもしれません．おそらくその原因の大部分は，病院内にどのようなデータがあるのか把握できていないためです．分析を始めたばかりの頃は難しい作業になりますが，さまざまな分析を行っていく中で，あるいは事務部門やシステム部門などに協力してもらう中で，利用可能データ項目について順次整理していくことは非常に重要です．データ分析の下準備として，どの部門にどのようなデータ項目があるのかといった利用可能なデータのリスト化にもぜひ力を入れてください．

2. データの入手（収集と抽出）

　皆さんの漠然とした疑問が実際に分析できる形まで落とし込めたら，次の段階として分析で使用するデータの入手という作業に移ります．皆さんが分析のためにデータを使用しようとする場合，そのデータがすでに存在する場合と，存在しないため新たに収集する必要がある場合の大きく2つに分かれます．ここではデータの入手方法について説明します．

　まず，すでに院内にデータが存在する場合は，収集というプロセスはある意味終了しています．しかし，データが存在しても，それぞれの状況は異なります．まずそれが容易に利用できる状況なのか，そうでない状況なのかという違いがあります．また，そのデータが1ヵ所にしか存在しない場合と，複数の場所に存在する場合とがあります．たとえば，前述の手術件数などは複数の場所に存在する場合の一例です．手術の情報は診療録の中や手術部の管理台帳の中，診療報酬請求情報の中などにあるからです．

　また，一緒に格納されているほかの情報の内容に違いがあったり，情報（データ）の粒度（細かさ）に違いがあったりする場合もあります．たとえば，診療録には患者の年齢・性別・病名・家族構成などの情報，あるいは術者の情報，術後にどの病棟に戻ったのかなど多くの情報が入っていますが，手術部の管理台帳には家族構成の情報は入っていない可能性が高いでしょう．さらに，診療報酬請求情報には術者の情報などは含まれていないはずです．また，診療録や手術部の管理台帳には詳細な術式の正式名称が入っていますが，診療報酬請求情報には診療報酬請求区分に従った術式の区分名称が入っているかもしれません．あるいは同時に複数の手術を実施した場合，診療報酬請求業務で用いるデータベースには一部の術式の情報しか入っていない可能性もあります．診療報酬請求業務では，すべての術式情報が必要ではない場合があるためです．したがって，もし細かい術式に基づいた分析をしようとする場合，診療報酬請求情報はある意味正確でない情報になりますので，データの入手先としては適切で

ないことになります．つまり，それぞれのデータベースによって，データ内容（深さや広さ），入手の容易さなどに違いがあるというわけです．

したがって，既存のデータベースからデータを入手する際には，どのデータベースから入手するのがよいのかについて，入手の容易さやその後の分析におけるデータの扱いやすさ，さらにデータ内容（データの種類・量・質）といった観点から検討したうえで，データを入手することになります．

次に，院内にデータが存在しないため，新たにデータを収集する必要がある場合です．この場合も，すでに院内にデータが存在する場合と同様に，データ内容が分析における目的に合致していること，データが扱いやすいことなどの観点から収集（抽出）することが重要になります．なお，分析データの具体的な準備方法（データ収集から分析用データベースの作成まで）については，第Ⅱ章を参考にしてください．院内にデータが存在するか否か，いずれの場合にも有用となる分析用データ作成のポイントに基づいた具体的なデータ作成方法を紹介しています．

3. 分析と解釈

分析と分析結果の解釈の作業は，厳密には別の作業ととらえるべきですが，2つの作業は通常一体的に実施される作業である点と，インタラクティブに進める（結果から導き出された解釈に基づいて新たな切り口で探索的に分析作業を進める）こともある点から，ここでは分析と解釈を1つの作業として説明します．

さて，皆さんが実施する分析についてですが，前述したように大きく分けて2種類の分析があります．一つは「データ全体の状況や雰囲気を把握する（特徴をとらえる）ためにデータ全体について単純に記述する分析」で，もう一つは「事実確認や原因解明という分析目的を達成するために実施される分析」です（**表Ⅰ-17**）．

1つ目の分析はデータ全体の特徴をとらえるという作業であり，データ全体について単純に集計（基本統計量の算出）したり，それをわかりやすいようにグラフで表したりします．データ全体を大きくとらえる目的のために利用するものであり，データ全体の様子や雰囲気をざっくりとらえることになります．2つ目の分析は，改善策の

表Ⅰ-17 分析の種類

データ全体の状況や雰囲気を把握するためにデータ全体について単純に記述する分析
・データ全体について 　→単純に集計（基本統計量の算出） 　→わかりやすいようにグラフ化
分析目的（事実確認や原因解明）達成のために実施する分析
・改善策の効果検証のモニタリングも含めた現状確認 ・改善策立案において必要となる具体的な原因解明 ・さまざまな切り口からグラフを用いて視覚化あるいは統計的に検定

効果検証のモニタリングも含めた現状確認作業や，改善策立案において必要となる具体的な原因解明のために，データをさまざまな切り口からグラフで表す，あるいは統計的に検定する作業です．明らかにしたい内容（分析目的）に合わせて適切なグラフや検定方法を選択することになります．グラフについては後述しますが，検定方法の詳細な説明は本書の範囲を超えた内容になりますので，軽く触れる程度に説明します．いずれにしろ，分析するということはデータ全体を把握しやすいように要約（単純化）することになりますので，ほかの多くの情報は取り除かれることになります．そのため分析や解釈の際には注意すべき点があります．これらの留意点はまとめて後述します．

1）集団の特徴を記述する

1つ目の分析は，データ全体の特徴をとらえる目的のために実施される分析です．データ全体の傾向などを把握するためにグラフで表すという作業と，基本統計量を算出するという作業があります．どちらも目的に応じて作業内容を変える必要がありますが，基本統計量については後述のとおり，とりあえず定型的な数値を算出してみるという方法が選択可能です．しかし，グラフにはさまざまな種類がありますので，目的によって適切なグラフを選択する必要があります．つまり，全体の雰囲気をつかむといっても，値の個数を視覚化したいのか，値の広がりを視覚化したいのかということで，使用するグラフの種類が異なるということです．そこで，p.42の「**2**）事実確認と原因解明」の一手法であるグラフ化の部分の説明と重複する点が多いので，データ全体の傾向を視覚化するためのグラフ作成についてはその部分で併せて説明することとし，ここでは基本統計量の算出について説明します．

表Ⅰ-18は代表的な基本統計量（代表値）について説明したものです．基本的な統計量としては度数，相対度数，平均値，標準偏差，四分位数（25％タイル値，中央値，

表Ⅰ-18　代表的な基本統計量（代表値）

- 度数：その階級（値の範囲）や種類に含まれる値の個数
- 相対度数：全体の度数に対する，その階級や種類の度数の割合
- 平均値：値全体の合計を全体の度数で割った値
- 標準偏差：各データの値と平均値の差の2乗の合計を，データの総数n（もしくはn-1）で割った値の正の平方根（値の散らばり具合の程度）
- 四分位数：値を小さな順に並べたときに4つのグループにデータの数が等しくなるように分けられる値．全体を4等分する点は3つで，小さいほうから順に第1四分位数，第2四分位数，第3四分位数．
- 25％タイル値，50％タイル値，75％タイル値：25％タイル値は第1四分位数，50％タイル値は第2四分位数で後述の中央値と同じ値，75％タイル値は第3四分位数
- 四分位範囲：第3四分位数と第1四分位数の差（値の散らばり具合の程度）
- 中央値：値を小さい順に並べたときの真ん中にくる値（値の個数が奇数の場合はちょうど真ん中のデータで，偶数の場合は真ん中に最も近い2つの平均）
- 最頻値：最も頻度（度数）が多い値
- 最小値：値全体の中で最も小さい値
- 最大値：値全体の中で最も大きい値
- 範囲：最大値と最小値の差
- 外れ値：ほかの値と極端に違う値（「極端に違う」の定義・計算方法は複数存在）

表 I-19 平均値, 中央値, 最頻値

平均値
長所
- 全データの値が反映される

短所
- 極端な値（外れ値など）があった場合大きな影響を受ける

中央値
長所
- 極端な値（外れ値など）の影響を受けにくい

短所
- データ全体が反映できていないため，変化や比較には限界がある

最頻値
長所
- 極端な値（外れ値など）の影響を受けにくい

短所
- 1つに決まらないことがある
- データの個数が少ない場合は明らかに代表値に相応しくない値になる可能性がある
- カテゴリーの設定方法に影響を受ける

75%タイル値），最頻値，最小値，最大値，範囲，外れ値などがあります．いずれもデータ全体の特徴を表す代表値です．たとえば，値がいくつあるかは度数，最も小さい値は最小値，最も大きい値は最大値です．分析しようとしているデータに，データがいくつあって，一番小さい値と一番大きい値が何であるかがわかります．また，平均値や中央値，最頻値からはデータ全体の中心が，範囲や標準偏差，四分位範囲からはデータの広がりがわかります．このように，基本統計量からデータ全体の雰囲気をつかむことができます．それぞれの値が意味するところは異なりますので，目的に応じて値を算出するのが最もよいのですが，とりあえず分析に慣れないうちは全部算出してみてください．そして，それぞれの値を把握しながら，全体の雰囲気をつかんでください．ただ，いくつかの代表値については似たような説明になっていて，その意味するところの違いや使い分けの方法がわかりにくいものがあります．そこで，これらの中でポイントとなるいくつかの代表値について説明します．

まず，平均値，中央値，最頻値ですが，これらはいずれもデータ全体の中心を表す代表値，すなわちデータ全体の特徴を1つの数値で表す際に有用な値です．しかし，データ全体の特徴をとらえる際には，それぞれの値を状況に応じて適切に使い分ける必要があります．それぞれの主な長所や短所は**表 I-19**のようになります．

❶ 平均値

平均値は代表値として一般的によく使われる値です．これは平均値がすべてのデータの値を直接使って算出されるためです．中央値や最頻値も，すべてのデータの値を踏まえて算出される値ですが，平均値のように直接的に反映（計算式に使用）され算出された値ではありません．そのため，平均値は中心を表す値として適切な場合が多いのですが，当然適切でない場合もあります．平均値は極端に大きな値や小さな値に影

響を受けるという特徴があるため，極端な値があるような場合は代表値として適切ではありません．とくに極端な値が多くなればなるほど，それらの値に影響を大きく受けるため，中心を表す値として適切ではなくなります．たとえば，在院日数や医療費は極端に大きい値が存在することがあるため，平均値ではなく，中央値のほうが適します．

❷ 中央値

中央値は平均値と異なり，値を小さい順に並べたときの真ん中の値であるため，極端な値の影響を受けにくく，全体の中心がどのあたりかを大まかに把握するのに適します．たとえば，病棟内の看護スタッフによる転倒転落リスクアセスメントが入院当日に平均的にどの程度実施できているかをスタッフ単位に大まかに把握する目的の際には，中央値は代表値として適した値といえます．極端にできていないスタッフがいた場合でも，その値を除いて把握することができるためです．しかし，実施率を改善する対策を実施し，その効果を検証するといったときには，あまり適さない指標といえます．なぜなら，病棟内のスタッフのほとんどがほぼできている場合，実施率はそもそも高い値であり，できていないスタッフの改善があったとしても，中央値にはほとんど影響がないためです．また，せっかく対策をして全体的には改善できていそうな場合でも，たまたま真ん中になった人の値が対策前後で下がっていた場合，改善できていないという判断になりますのでデータ全体の変化や比較の判断に適さないということになります．これは，データ全体を直接的に反映した代表値ではないという特徴があるためです（→ Column ❺）．

Column ❺ 平均値が適する？ 中央値が適する？

本文中で，在院日数は平均値より中央値が適すると述べていますが，それはどうしてでしょうか？たとえば，2016年のある疾患の入院患者が病院Aと病院Bでそれぞれ5人いて，表Aのような在院日数だった場合を考えてみましょう．皆さんが病院Aと病院Bの在院日数を比べたときに，どちらが長い印象を受けますか．

表A　2016年のある疾患患者の在院日数

	ある5人の患者の在院日数（日）				
病院A	4	4	5	7	30
病院B	6	6	8	10	14

まず，それぞれの病院の在院日数の平均値と中央値を算出すると，
　病院Aの平均値＝（4＋4＋5＋7＋30）/5＝10（日）
　病院Aの中央値＝5（日）
　病院Bの平均値＝（6＋6＋8＋8＋10）/5＝8.8（日）

病院Bの中央値＝8（日）

になります．このように平均値では病院Aの値が，中央値では病院Bの値が大きくなっていることがわかります．

　ここで，最初の質問に戻りますが，おそらく皆さんの多くが病院Bのほうが全体的にみると在院日数が長い印象を受けるのではないでしょうか．しかし，平均値だけをみると病院Aのほうがかなり長くなっています．これは極端に長い30日が影響しているためです．そのため，極端に大きな値がある場合は，平均値より中央値のほうが適している場合が多いです．

　一方で，次の表Bの場合はどうでしょうか？ 在院日数を短くしようと業務改善に力を入れたため，その成果を評価しようとして収集したデータです．

表B 2016年と2017年のある疾患患者の在院日数

	ある5人の患者の在院日数（日）				
2016年	4	4	5	7	30
2017年	2	3	5	5	5

　この場合，それぞれの年の在院日数の平均値と中央値を算出すると，
　　2016年の平均値＝（4＋4＋5＋7＋30）/5＝10（日）
　　2016年の中央値＝5（日）
　　2017年の平均値＝（2＋3＋5＋5＋5）/5＝4（日）
　　2017年の中央値＝5（日）

になります．ぱっと見た印象では，おそらく2017年のほうが2016年より在院日数は全体的に短くなっていると思います．もちろんデータ数が少ないうえ，2016年は極端に長い在院日数の患者がいましたので，厳密にいうとそう判断するのは難しいのが事実ですが，極端に長いデータを除いてデータを比べても短くなっている印象を受けます．しかし，平均値で比較した場合非常に短くなっていますが，中央値で比べた場合全く変化がありません．そのため，変化などを把握する場合には，中央値は適さない場合があるといえます．

　とくに在院日数は最小の単位が1日ということで，極端にいうと多くの人を1日程度短くしないと全体の中央値は短くなりません．しかし，これはかなり難しい話です．たとえば，クリニカルパスなどを導入して，長めの人を中央値に近づけるようにすることは比較的可能なことですが，これでは中央値にはあまり影響しません．

　ちなみに，2016年の極端に大きい値である30を除いて，各年の平均値と中央値を計算すると，
　　2016年の平均値＝（4＋4＋5＋7）/4＝5（日）
　　2016年の中央値＝4.5（日）
　　2017年の平均値＝（2＋3＋5＋5＋5）/5＝4（日）
　　2017年の中央値＝5（日）

となり，平均値は短く，中央値は長くなっています．皆さん，変化を把握するような場合には，やはり中央値より平均値のほうが適していると思いませんか？

❸ 最頻値

　最頻値は出現する度数が最も多い値のことです．中央値と同様に極端な値の影響を受けにくい点では代表値として適した値といえます．データ全体において占める割合

が最も大きな値がわかるため，データ全体の中心がわかるといえます．しかし，度数の同じカテゴリーが複数あった場合には最頻値は1つの値に決まりません．さらに，ある値の頻度が多かったのが偶然だった場合にはその影響を受けますし，もしそれを避けようとカテゴリーに分けて分析した場合にはカテゴリーの設定方法に影響を受けます．たとえば，1年間のインシデントレポート報告件数が病棟単位でどの程度かを把握する場合，ほとんどの病棟が30件台でばらついていたとしても，5件という病棟がたまたま2病棟あった場合，5件が最頻値ということになります．しかし，この値が全体を代表する値であるといわれても違和感が残ります．また，それを避けるためにカテゴリーを設定（たとえば，病棟からの報告件数の最大が50件の場合）しようとした場合，0～25と26～50の2つのカテゴリーで設定するのか，0～10，11～20，21～30，31～40，41～50の5つのカテゴリーで設定するのかで最頻値は大きく異なります．たとえば，26～30件報告する病棟が多かった場合，前者では一番多い「26～50」のカテゴリーが最頻値になりますが，後者では真ん中の「21～30」カテゴリーが最頻値になります．多いほうのカテゴリーであったり，真ん中のカテゴリーであったりということで，値から受ける印象が大きく異なることになります．

❹ 標準偏差と四分位範囲

標準偏差と四分位範囲は，いずれもデータ全体の値の散らばり具合の程度を表す値です．使い分けとしては，さまざまな場合があるのでこれが絶対というわけではありませんが，平均値を使うような場合には標準偏差が，中央値を使うような場合には四分位範囲が適することが多いようです．標準偏差は平均値付近の散らばり具合の目安を，四分位範囲は中央値付近の散らばり具合の目安を表しているためです．なお，四分位範囲は第1四分位（25％タイル値）と第3四分位（75％タイル値）の差なので，全体のデータの半分がこの範囲に入ることになります．

2）事実確認と原因解明

2つ目の分析は，事実確認や原因解明という目的のために実施される分析です．この分析の場合は目的がさまざまなので，目的に応じた分析方法（ツール）を選択する必要があります．分析の目的には，完全には区分できませんが，主に**表Ⅰ-20**のような「数量（大きさ）」，「構成」，「分布」，「推移」，「関係性」についての統計的な検定やグラフによる視覚化があります．

数量（大きさ）に関しては，絶対量の大きさについて比較したり視覚化したりします．ある項目の数値そのものの差や比といったものに着目した分析です．構成に関しては，全体に対する各要素の占める程度について比較したり視覚化したりします．ある項目を構成する要素の割合や内訳に着目した分析です．分布に関しては，値の集中度

表 I-20 主な分析目的

目的 ➡ 比較や視覚化
- 数量（大きさ）
  →絶対量（度数や数値そのもの）の大きさ
- 構成
  →全体に対する各要素の占める程度（内訳）
- 分布
  →値の集中度や散らばり具合
- 推移
  →時系列的変化
- 関係性
  →複数の変数間の関連や相関といった関係

や散らばり具合について比較したり視覚化したりします．値の分布状況などに着目した分析です．推移に関しては，時系列的変化について比較したり視覚化したりします．時間の変化に対する値の推移に着目した分析です．関係性に関しては，複数の変数間での関連や相関といった関係について明らかにします．複数の変数間での関連の有無や関係性の強さに着目した分析です．グラフによる視覚化であればその目的に合った適切なグラフを選択して視覚化することに，統計的な検定であればこれらを明らかにするための適切な統計手法を選択し検定することになります．

1 グラフ化

表 I-21 は利用頻度の高いグラフの概要と，それぞれどのような目的に適しているのかについての説明です（あくまでも著者独自の見解です）．分析目的には前述したように表 I-20 のようなものがありますので，グラフ化においては，分析目的とグラフの特徴（適性）とを合致させるようにしてください．

①棒グラフは，棒の長さで数量を表します．縦軸の棒グラフが多いですが，横軸の棒グラフもあります．数量（ある項目の絶対量）の大小の比較に向いています．なお，「男女」のような要素（属性）で区分し，その区分を積み上げるように表現する積み上げ棒グラフもあります．

②円／帯グラフは，全体に対する各項目の構成（内訳）を扇形の面積や棒の長さで表します．帯グラフも縦軸が棒のグラフもあれば，横軸が棒のグラフもあります．前述の積み上げ棒グラフは，各要素の数量そのものを積み上げて表現しますが，このグラフでは各要素の値の全体に占める割合がわかるように表現されます．構成（内訳）の大小の比較に向いています．

③折れ線グラフは，横軸に時間軸を縦軸に数量をとり，各タイミングの数量を線で結んで表します．時間の経過に沿った数量の変化や傾向がわかるため，推移を表すのに向いています．

④散布図は，2つの変数をそれぞれ縦軸と横軸にとり，2つ変数の値が同時に満たすところに点をつけて（プロットして）表します．2つの変数が同時にとり得る値が

表Ⅰ-21 代表的なグラフの概要と適した用途（ふさわしい目的）

		概要	数量	構成	分布	推移	関係性
棒グラフ		棒の長さで数量を表す	◎	○		○	
円／帯グラフ		全体に対する各項目の構成（内訳）を扇形の面積や棒の長さで表す	○	◎		○	
折れ線グラフ		時間経過に伴う数量変化を折れ線で表す	○			◎	
散布図		2つの変数間の関係性を表す			◎	○	◎
ヒストグラム		データの階級や種類ごとの度数を表す	○	○	◎		
箱ひげ図		値のばらつき具合を四角い箱とその上下にひげが伸びた形で表す	○		◎		
レーダーチャート		複数の項目の数量について中心から放射状に広がる線で表す	○	○	◎		○
バブルチャート		2つの変数間の関係性と，その関係性を満たす度数を円の大きさで表す			○	○	◎

◎：適している，○：場合によっては適している

わかるため，2つの変数間の関係性を表すのに向いています．

　⑤ヒストグラムは，横軸にデータの階級や種類を，縦軸にその階級や種類の度数をとり，ある項目の分布状況（範囲とそれぞれの階級の数量）を複数の棒の長さで表します．1変数に関する構成や値のばらつき具合といった分布を表すのに向いています．

　⑥箱ひげ図は，値のばらつき具合を四角い箱とその上下（場合によっては左右の場合もあります）にひげが伸びた形で表します．箱ひげ図では，一般的に箱の下辺の値が第1四分位，箱の中の線の値が第2四分位（中央値），箱の上辺の値が第3四分位，ひげの一番下の値が最小値，ひげの一番上の値が最大値を表すことが多いですが，違う場合もあるため，それぞれがどのような値を表しているのかについては注意が必要です．値の中心や散らばり具合などの分布を表すのに向いています．

　⑦レーダーチャートは，複数の項目について中心から放射状に線を引き，それぞれの項目の値をその線上にプロットしてその点を線で結んで表します．通常，中心から離れるほどよい値となるため，線で結ばれた図形の面積は大きくなります．複数の項目についての数量の大きさや，そのばらつき具合（バランス）といった分布を表すのに向いています．

⑧バブルチャートは，2つの変数間の関係性に加えて，その関係性を満たす度数を円の大きさで表します．散布図で表したときに点が重なる（離散変数の場合，重なる確率は高くなります）場合，その重なっている点の数についても円の大きさを用いて表すことが可能となります．2つの変数間の関係性を表すのに向いています．

以上が，代表的なグラフの簡単な概要説明です．分析目的には違いがあるため，**表I-21**を参考に，その目的に応じたグラフを選択してください．また，これらのグラフを組み合わせた複合グラフもあり，1つのグラフで複数の目的を満たすこともできます．棒グラフと折れ線グラフを組み合わせた複合グラフ（たとえば，毎月の新規入院患者数が棒グラフで平均在院日数が折れ線グラフ）はよくみるグラフではないでしょうか．

2 統計的な検定

検定については，多くの方がどの検定方法を選択すればよいのかよくわからず，苦手意識をもっているかもしれません．しかし，本当はそんなに難しく考える必要はありません．なぜなら誤解をおそれずにいえば，明らかにしたい目的と用いるデータ（変数）の特徴（変数のタイプや分布状況など）が決まる（与えられる）と，統計手法はほぼ自動的に決まるからです．たとえば，t検定は連続値をとる変数（データ）に関して，2つの集団間で比較（平均値の差を検定）する際に用いられる統計手法です．つまり，変数の特徴が「連続変数」で，分析目的が2つの集団間の「数量（平均値）の比較」という場合の検定には，t検定が用いられるということになります．**図I-5**は分析目的とデータの特徴（変数のタイプ）から候補となる統計手法を導き出すための簡単なフロー図です．それぞれの統計手法には使用するための前提条件がありますのでこのフロー図は万能とはいえませんが，皆さんが分析目的と変数から統計手法のあたりをつける際の一助になると思います．

3）分析結果の解釈

分析では問題が発生しているケースにおいて，何かしら特別な「傾向」が発生していないかについて「見える化」することで，問題の原因を明らかにします．したがって，特別な傾向と判断するために，比較対象が必要になります．つまり，分析結果を解釈する際には，数量の大小，構成割合，分布，推移が比較対象と違ったり，変数間に比較対象にはない強い関係性があったりといった違いや関係性について特別な傾向がみられないかという視点で解釈していくことが必要です．たとえば，比較対象と違う傾向の有無について事実確認するための分析の場合，本当に比較対象と違うのかという視点で結果を解釈します．また，原因解明であれば，原因を探るという場合と，すでに予想している原因（仮説）を検証する場合がありますが，いずれにしろグループ間の違いや変数間の関係に着目しながら解釈します．

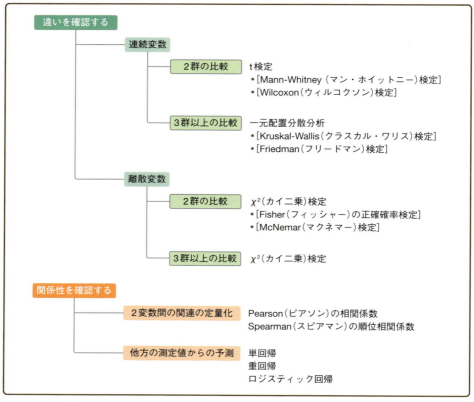

図I-5 分析目的とデータ（変数）の特徴からみた統計学的検定法の選択

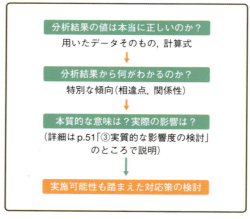

図I-6 解釈の手順

　具体的な解釈の手順を図I-6に示します．まず，導き出された分析結果は本当に正しいのかを検証します．正しいデータを使用したつもりでも誤入力された値を使用してしまう可能性や，算出のために用いた計算式が間違っている可能性があります．これらに関しては分析の段階において細心の注意を払うことは当然ですが，念のため

導き出された分析結果の値を解釈する際も検証してください．とくに当初の想定から大きく離れた結果になっている場合は注意が必要です．次に，分析結果から何がわかるのかについて把握します．結果から特別な傾向が認められないか（具体的には，比較対象にはない相違点や関係性がないか），あるいは統計的な有意差が認められないかという視点から結果をみます．その際，さらに踏み込んだ分析が必要な場合があります．傾向をより鮮明にするために，あるいは隠れてしまっている傾向を発掘するために，新たな切り口（性・年齢・看護師経験年数・疾患などの要素）で，データを「分解」して比較していく作業です．これには分析の「センス」が必要ですが，ナースとしての「経験」やデータ分析の「経験」などで徐々に磨かれていくものです．そして，分析結果からわかる値について理解できたら，最後はその特別な傾向の本質的な意味や実際の影響について検討します．その際のポイントは後述しますが，分析結果が実際の現場にどう影響するのかという本質的な意味について考えることです．特別な傾向があることを認識することは大切です．しかし，病院や部署によってそれぞれ状況が異なるため，それらを加味して，その実質的な影響を検討することが不可欠です．分析結果を活かせるかどうかは，この部分にかかっているといっても過言ではありません．病院の状況について一番知っているのは分析を行っている皆さんです．ぜひ，分析結果を有用なものにするために，分析結果を正しく解釈してください．ちなみに，解釈が終了した後の流れは，解釈のフェーズからは外れますが，実施可能性も踏まえた対応策の検討というフェーズに進んでいくことになります．

4）分析を実施する際の留意点

分析や解釈の際には留意すべき点があります．そこでそれらについて，少し説明したいと思います．

まず分析の留意点ですが，分析データの整備（確定）と層別分析の検討の必要性があげられます（**表Ⅰ-22**）．

❶ 分析データの整備

分析データの整備とは，文字どおり，分析目的を満たすように分析に使用するデータを整備することです．これには広義のデータクリーニングの作業を含みます．デー

表Ⅰ-22 分析を実施する際の留意点

データクリーニングなどの適切な前処理（分析データの整備）
・外れ値への対応（目視，集計する中で検出可能）
・欠損値への対応
・連続変数をカテゴリー変数に変換する際の対応（意味や解釈可能な区分へ）
層別分析の検討
・属性の違う複数のグループで構成されている場合
→例：入院患者の要望（高齢者はテレビ，若者はWi-Fi）

タを分析しようとする場合，入手したデータをそのまま分析に用いることが可能なこともありますが，何かしらの前処理が必要なことがあります．適切な前処理を実施したデータ（精度の高いデータ）を使うことで，分析目的に合致した分析が可能となり，正しい分析結果を導き出せます．そのために，分析の対象となる最終的なデータを確定する作業が必要です．

Ⓐ 外れ値

分析データの前処理においては，ほかの値と大きくかけ離れた値（外れ値）がないかを確認し対応することが必要です．確認方法としては，全部のデータに一度目を通すという意味で基本は目視での確認です．しかし，データが多く目視で確認するのが大変な場合には，別の方法として，分析する中で外れ値の検出を試みる方法もあります．たとえば，最小値や最大値を算出する中で，あるいはグラフなどで分布状況を確認する中で検出します．もし，データを確認する中でそのような値があった場合は，それらは外れ値ということになります．外れ値を検出したら，その値が正しい値なのかそうでない値なのかを検証する必要があります．

外れ値には大きく分けて2つのパターンがあります．一つは大きくかけ離れてはいるもののとり得る可能性のある値のパターン，もう一つはとり得る可能性が（ほぼ）ない値のパターンです．たとえば，ある女性の身長の値がほかの人の値と比べて非常に大きかった場合を考えてみます．それはたまたまその女性の身長が高いだけかもしれません．身長に影響を与えるような年齢や体重，国籍あるいはもしわかるようなら家族の身長などのほかの情報を用いて，総合的に判断することでその値が正しそうな値かどうか判断することが必要です．もし，家族の身長も同様に高い値だった場合，おそらくその値は正しいと判断できるでしょう．しかし，身長が一般的な成人の値の100倍だった場合，正しい値ではないはずです．小数点を付け忘れた値になっているのでは，10の位と1の位の値が入れ替わっているのでは，0（ゼロ）が1つ多くて10倍の値になっているのでは，あるいは単位（cmとmなど）を勘違いして全然違う値になっているのではないかなどと疑問をもち，値を適切に修正したり，その値を除外して分析したりする必要があります．

また，逆のパターンとして，値としては普通の値だったとしても本来外れ値として判定すべき場合もあります．たとえば，身長の値が一般的にあり得る値だったとしても，その人の年齢をみると，まだ乳幼児の年齢であればあり得ない値となる（この場合，厳密にいうと身長と年齢のどちらの値が誤っているかについて検証する必要があります）といった場合です．もし，データ全体の雰囲気をとらえる際に，年齢と身長の関係についてグラフ化するような作業を行っていれば外れ値として検出可能です．普通の値を外れ値として検出することはかなり難しい作業ですが，ほかの要素と関連させながら外れ値を判定する一例として紹介しておきます．

ⓑ **欠損値**

外れ値だけではなく欠損値への対応も必要になります．データを分析する際に，何らかの原因で一部のデータがないことがあります．とくに，アンケートでデータを収集した場合に，未回答の項目があるケースはよくあることです．職員対象のデータの場合でも，単なる回答忘れということもあれば何らかの手違いが発生したということもあります．いずれにしても，欠損値への対応が必要です．

欠損値に対応する場合には，まず欠損が起こっているケースに特徴（偏り）がないか確認する必要があります．ある集団に対して，ある項目に対して，特異的に欠損が生じていた場合，その原因を考える必要があります．もし，原因が判明し，再依頼することで正しい値が入手できるような場合には，再度依頼してデータを入手するなどの対応をとります．あるいは，外れ値と同様にほかの値から類推したり，平均的な値を使用したりするなどの対応も考えられます．しかし，そもそも原因不明，あるいは正しいもしくは正しそうなデータを入手するといった対応方法が難しい場合には，別の対応方法を考える必要があります．本書で取り扱っている内容は，学術的な研究とは異なりますので，そこまで厳密性を問わない場合が多いですが，そうはいっても分析結果への影響を考えながら，そのデータを除外して分析するほうが適切なのか，もしくは一部の分析には利用できるのかなどを検討する作業が必要です．ただし，欠損値があった場合は，どのような対応をとっても分析結果には必ず何かしらの影響を与えます．したがって，欠損値があるデータを分析する際には，結果の解釈において欠損値の影響について考慮する必要があることを覚えておいてください．とはいえ原則は，欠損値が生じないような工夫や努力のもと，データを収集することです．

ⓒ **連続値とカテゴリー値**

連続値をカテゴリー値に変換するときには注意が必要です．分析を実施する際，分析目的や分析の煩雑さ解消などのために，連続変数をカテゴリー変数（あるいはカテゴリー変数をより少ない個数のカテゴリー変数）に変換することがあります．その際には，分析目的に照らし合わせて，意味のある解釈可能な区分に変換するようにしてください．たとえば，BMIを機械的に10刻みで区分（0～10，11～20，21～30）しても，その分析結果はほとんど意味をもちません．BMIであれば，日本の場合18.5未満（やせ），18.5～25未満（標準），25以上（肥満）と本来の意味でカテゴリー化するべきです．また，「大いに満足，満足，不満」の3区分を「大いに満足」と「満足，不満足」の2区分にした場合，区分の変換としては一般的には不適切です．分析結果の解釈にかかわることなので，ぜひ意味のある解釈可能なカテゴリーに変換してください．

❷ **層別分析の検討**

層別分析の検討の必要性ですが，これは，属性の異なる複数のグループのデータに

関しては，その属性で層別化して分析するべきかについての検討が必要だということです．データ全体で分析する場合と，属性別（グループ別）に分析する場合で，違う分析結果になることがあるためです．たとえば，病室の快適性を上げるような投資をしようと考え，患者さんに対して病室に無料で整備してほしいアメニティ（テレビ，ラジオ，Wi-Fiの3択）についてのアンケートを実施した場合を考えてみます．回収したアンケート（回収率100%）を分析した結果，一番要望が多かったものがテレビだったとします．もしこの結果に基づいて判断する場合，テレビを病棟に設置することになりますが，もしかしたらその判断は間違っているかもしれません．というのも，若い人のデータだけを用いて分析したら，Wi-Fiの要望が多いという結果になる可能性が高いためです．そのため，若い人が多い病棟（スポーツ整形の病棟など）にはWi-Fiを設置したほうが，適切な投資ということになるかもしれません．しかし，データ全体で分析を実施すると，入院患者に占める割合は高齢者が多いため，若い人の意見は全体の結果にはあまり反映されません．これは，層別分析を行うことで，適切な分析結果を得ることが可能になる例です．つまり，データ全体での傾向と，属性で分けたときの傾向に違いが生じる可能性があるため，層別分析の検討が必要だということです．

5）分析結果を解釈する際の留意点

次に，分析結果の解釈においては，どのような留意点があるのでしょうか？ 解釈の際の留意点については**表Ⅰ-23**をご覧ください．

❶ 算出された数値の前提（計算式）の把握

この数値はどうやって算出されたのか，具体的にはどのような計算式で計算された数値なのかという数値の前提をしっかり把握することです．典型例として，除算（割り算）の計算結果（値）があります．たとえば0.01という値があった場合，その数式

表Ⅰ-23　分析結果を解釈する際の留意点

算出された数値の前提（計算式）の把握
・例：除算における分子・分母は何か 　→割合か比か率か 　→スケール（単位）
比較の重要性および比較妥当性の担保
・他部署，他施設，平均，ベスト ・時系列
実質的な影響度の検討
・値の違いや統計的な有意差の意味 ・発生頻度（確率）と重大度
分析結果に対する客観的で公平な判断
・思い込みに引っ張られない

の分子や分母は何かということが問題になります．死亡退院患者の状況をみる際，年間の死亡退院患者数を，年間全退院患者数で除したものであれば割合でしょうし，年間の生存退院患者数で除したものであれば比でしょうし，1年間の日数である365で除したものであれば率になります．つまり，その数値は割合なのか比なのか率なのかという問題です．割合の場合には分子の数も分母に含まれますが，比の場合には分子の数は分母に含まれません．また，率は単位時間当たりの変化です．したがって，その数値が割合なのか，比なのか，率なのかということで，数値のもつ意味が変わってきます．また，スケール（単位）の問題もあります．先ほどの率の例で，365で除した場合は1日当たりの死亡退院の状況になりますし，12で除した場合は1ヵ月当たりの死亡退院の状況になります．いずれにしろ，分析によってデータのもつ情報は集約され，付随する情報は欠落することになります．そもそも値がどのように計算されているのかという点について留意しながら数値を解釈する必要があります．

❷ 比較の重要性および比較妥当性の担保

数値を解釈する場合には，何らかの基準と比較して解釈します．他部署や他施設，平均や最も優れたところとの比較もあれば，対前年度比といった時系列的な比較もあります．しかし，そもそも比較する対象として相応しくない対象と比較してしまうと大きな問題になります．たとえば，患者満足度を病棟間で比較する場合，それぞれの病棟に入院している患者の背景（性別，年齢，診療科，重症度など）は違うため，満足度が低くなりやすい病棟と高くなりやすい病棟が存在する可能性があります．値を解釈する際にはほかとの比較が前提ですが，その比較対象が妥当な比較対象なのかという比較妥当性にも留意してください．

❸ 実質的な影響度の検討

これは数値のみに目を奪われて評価や意思決定をするのではなく，数値の意味を総合的にとらえることで実質的な影響度を検討する必要があるということです．

たとえば，平均在院日数についてほかの施設と比較した際，自施設のほうが0.1日長い場合，実際の現場においてはその差はほとんど意味のない差である可能性が高いでしょう．たとえその差が統計的に有意だったとしても実質的な影響はない可能性があります（統計の性質上，分析対象数が多くなると，小さな差でも統計的に有意になるため）．そのため，ほかと比べて値が低い，前年に比べて数値が悪いといった差があった場合でも，差があるという事実のみで判断するのではなく，実質的な影響度というものを考慮する必要があります．値に差がある場合それはあくまでも比較対象（群）間に違いがあるという事実にすぎず，統計的な有意差がある場合もそれはあくまでもその差は統計的に意味があるという事実にすぎないということです．

また，たとえばその差が十分意味がある場合でも，意思決定においてはさらに注意

が必要です．皆さんもご存じのとおり，問題のリスクを考える際には，発生頻度（確率）と重大度の大きさの2つが関係してきます．そのため，たとえば医療事故やヒヤリ・ハットへの対応を考える際，医療事故事例の発生頻度がヒヤリ・ハット事例の発生頻度より少ない場合でも，重大度の観点から考えて，先に着手すべき対策は医療事故事例への対応と判断するほうが結果を正しく解釈したとなる場合が多いと思います．つまり，単純にその数値の大小のみにとらわれるのではなく，その重大度も加味して総合的に解釈する必要があるということです．また反対に，重大度の値としては小さいためそれほど大きな問題でなかったとしても，それが全患者に影響を与えるといった頻度が高い問題であれば，その問題に優先的に取り組む必要があります．それぞれの値（事実）が表す意味を解釈する際には，実質的に与える影響というものを見極めることが重要です．分析結果の解釈の際には，多角的な視点から本質を理解するということを絶対に忘れないでください．

❹ 分析結果に対する客観的で公平な判断

解釈の手順において，まず結果の値が正しいかどうかの検証が必要だということを説明しましたが，そこで正しい値だという結論に至った後は，その値に対して客観的かつ公平に解釈するようにしてください．自分の仮説や思い込みと異なるからといって，無理やり結果を捻じ曲げるような解釈をしたり，あるいは結果では明らかとなっていない解釈を持ち込んだりということは絶対にしないでください．時折，結果からはどう考えてもその結論に至らないような解釈をしているケースがみられます．分析結果を客観的かつ公平に判断しないのであれば，そもそも分析してもしなくても同じということになります．分析結果は謙虚さをもって受け入れることが必要です．

* * *

ここでは，①疑問の構造化，②データの入手方法および留意点，③分析および分析結果の解釈の方法とその留意点について紹介しました．分析を重ねるうちに，利用可能なデータを頭に浮かべながら疑問の構造化ができるようになり，さらにそのデータを用いて分析および結果解釈を実施するというように，分析作業は少しずつスムーズになっていくものです．まずは回数を重ねて慣れていくことが重要ですので，いろいろな分析にチャレンジしてみてください．その際，データの入手（収集・抽出）や分析の段階で，他部門の力を借りることも多いと思います．すべての作業を看護部門だけで完璧にこなすということは難しいので，システム部門や診療情報管理部門，分析担当部門などとの協業体制の構築を進めてください．

なお，グラフについては，分析目的に合致したグラフを選択することの重要性に焦点を当てて説明したため，そのグラフはどういう内容を説明できる（どういう内容の

説明に適している)のか，あるいは分析目的を満たすためにどのグラフを選択すべきかといった視点からの基本的な説明になっています．グラフについては非常に奥が深く，たとえば折れ線グラフであれば線の太さや線種(実線か波線か)などをどうするかによって，よりわかりやすいグラフになるかどうかが決まります．グラフの細かいテクニックに関して説明している専門書は数多くありますので，もし興味がありましたら，その類の本にも手を伸ばしてみてください．

II

データ分析の超実践法

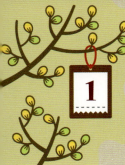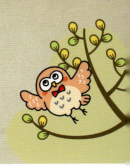

1 分析用データをつくる

1. 統計的思考に基づいて課題を探求する

1) どうして統計的思考が必要なの？

近年では，情報通信技術が飛躍的に進歩し，情報が重要な役割を果たす高度情報化社会になっています．さまざまな情報へ手軽にアクセスできるようになり，普段目にする情報はさまざまな形で加工されたものになっています．一方，さまざまな公的統計は，2007年に新統計法が交付されるまで，行政における政策決定の基礎資料（たとえば，医療でいうと患者調査や医療施設調査など）として主に扱われてきましたが，今や社会が必要とする情報基盤として，つまり国民にとって合理的な意思決定を行うための基盤として公的統計が国民の共有財産となってきています．言い換えれば，われわれは身近にあふれるさまざまな統計処理された情報を正しく受け止める力と，公的情報をはじめとする統計的基礎資料を自身の意思決定に活用できる力を身につけていかなければならない時代になったといえます．今やビッグデータの時代といわれますが，急速に進む高度情報化社会において，必ずしもビッグではなくても，データを活用する能力を誰しもが備えなくてはならない基礎能力と考えるべきです（→ Column ⑥）．

Column ⑥ 統計とは!?

統計はもともと「科学の文法（grammar of science）」として体系化された方法論で，自然，社会，経済，人間行動などあらゆる研究課題に対してデータをもとに探求していくプロセスを提供するツールといわれています．

統計は「統（す）べてを計る」，「計って統（す）べる」とも読みます．データを整理し，比較したり，関連性を調べたりして，それらを根拠に全体に対する結論や提案をしていきます．単に計算したりグラフをつくっただけでは分析したことにはなりません．結果を読み取って，そしてそれを活かすこと，問題解決につなげていくことがとても重要です．

「何を明らかにするかが明確でない状態でグラフや表をつくって満足することはありませんか？」

「分析の結果から導き出せない結論をつくったりしていませんか？ 結論ありきのプレゼンをしていませんか？」

ぜひこの機会に，問題解決思考に基づいて身近な課題に取り組んでみてください．

2) PPDACとは何か？

世界的に広まる高度情報化社会の流れから，統計的探求に対する方法論の教育を早期に行うことが重視され，欧米をはじめとする海外の学校や大学で進められてきています．ニュージーランドやオーストラリアでは，統計的課題解決のプロセスをPPDACとして示し，一連の流れ（サイクル）に則って教育されています．

PPDACは，ワイルドとファンクックが1999年に示したもので，Problem（問題）→ Plan（計画）→ Data（収集）→ Analysis（分析）→ Conclusion（結論）のサイクルで課題を解決していくプロセスです（**図Ⅱ-1**）．このサイクルは，問題を解決するための全体的な枠組みを決め，分析のストーリーを考えていくために必要な重要なプロセスです．そして，われわれが日々行っているPDCAサイクルに基づく医療の質改善活動の最初のP「計画（Plan）」を実行するための現状把握に必要なプロセスとなります．

PPDACに基づく分析手順の概要は**表Ⅱ-1**のとおりです．

❶ Problem（問題）

「問題」のステップでは，身近な疑問点などを明確にし，課題（問題）としてとらえていきます．課題とは，あるべき姿（理想の状態）と現実とのギャップを認識することで明確になります．

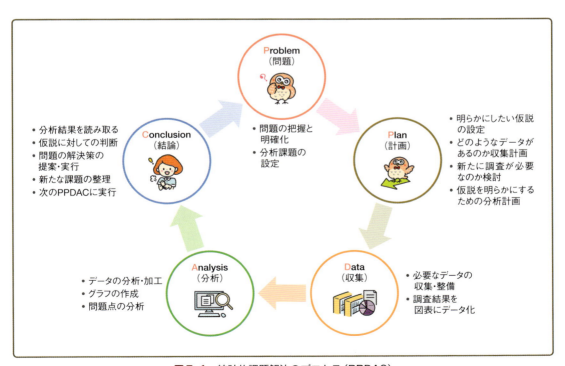

図Ⅱ-1 統計的課題解決のプロセス（PPDAC）

表Ⅱ-1　PPDACに基づく分析の手順

プロセス		手順
1. Problem（問題）	とらえる	・日々の業務から問題点を認識する
2. Plan（計画）	計画する	・仮説を設定する ・問題点を評価するアウトカム（目的変数），それに影響を与えるもしくは与える可能性のある要因（説明変数）を何で測るか決める→評価軸を決める ・分析に必要なデータを考える ・分析の計画を立てる
3. Data（収集）	集める	・データを集める ・分析用データをつくる
4. Analysis（分析）	まとめる	・集計，図表作成を行う ・集団の傾向をみたり，群間の比較などをして分析する ・データや統計資料，文献的な比較をしてまとめる
5. Conclusion（結論）	読み取る 活かす	・分析の結果を読み取る ・問題点の改善策を提案する

（総務省政策統括官：生徒のための統計活用より改変）

❷ Plan（計画）

「計画」のステップでは，次の手順に沿って進めていきます．

①明らかにしたい仮説を設定します（→ **Column ❼**）．

②何をアウトカム（目的変数）として測定し，その測定値の変動に影響を与える要因（説明変数）は何かを決めます．

③そのための実験方法や調査方法を決めます．既存データを使う場合は，どのようなデータ（公的統計，電子カルテに集積されているデータなど）を集めるかを決めます．そして，その収集計画を立てます．

④仮説を明らかにするための分析計画を立てます．

Column ❼ 分析をするには目的をしっかりと決めてから！

　院内にはさまざまなデータがあふれています．「このデータで何か分析したい」ということをよく耳にします．データありきで何かをやろうとすることは決して悪いことではありません．分析に慣れた人は，既存のデータから分析目的を明確にして結果を導き出すことが可能です．しかし，本来はまず，仮説に則って何を明らかにするかを決めてから必要なデータを集めていきます．

　「今，明らかにしたいことは何ですか？」
　「それを明らかにするためにはどのようなデータが必要ですか？」

　分析の際にはこの問いが基本となりますので，常にこれを自問自答しながら課題解決に取り組んでみてください．

③ Data（収集）

「収集」のステップでは，実際にデータを集めます．そして，分析用データ（データテーブル）を作成します．分析用データの作成手順と留意点については次節（p.61 の **2.** 参照）で説明します．

分析用データとは，集めてきたデータを行列形式に整理したデータベースのことです．分析のプロセスで傾向をみたり，比較したり，その結果を図や表にまとめたりしていくための基本となります．

④ Analysis（分析）

「分析」のステップでは，主に以下の分析をします．
①集計により集団の特徴を把握します．
②条件や属性の違いによりグループ分けをしてグループ間で比較します（p.49 の ② 参照）．
③2つの変数の関連性や因果関係をみます．
④時間的変化をみます．
⑤対象を分類します．
必要な分析をしたら，結果を図や表を使ってまとめていきます．

⑤ Conclusion（結論）

「結論」のステップでは，結果を読み取っていきます．そして，最初に設定した仮説に対する解を結果に基づいて判断し取りまとめていきます．ここで大切なことは，仮説に対し，データ（分析結果）を背景に論理的に結論を導き出すことです．そして，解決策を提案していきます．また，今回の分析で明らかにできなかった点や限界点，不足していた点，新たに生じた検証すべき点などの課題も整理します．これは次なる PPDAC サイクルを進めるために必要なことであり，分析の継続にもつながります．

この一連の PPDAC サイクルの中で最も重要なのは，問題ととらえた事柄に対して原因を追究し，結果に影響する要因をいかに多くの過去の事象や関連する事象をデータとして取り込み分析していけるかです．問題を解決するための全体的な枠組みを理解していないと仮説を立てることができませんし，仮説が立てられなければ結果に影響する要因を導くことができません．

それでは，実際の分析事例を PPDAC サイクルに基づいて分析してみましょう．分析を始めるにあたり，**図Ⅱ-2** のワークシートを使って分析内容を整理してみましょう．

第Ⅱ章　データ分析の超実践法

1. 問題 (Problem)	現場でどんな疑問点がありますか？ あるべき姿と現実のギャップは何ですか？ 1) 2) 3) 4)

2. 計画 (Plan)	仮説は何ですか？ 1) 何をアウトカムとして計測しますか？ （目的変数は何ですか？） 1) アウトカムに影響するもしくは影響するかもしれない要因は何ですか？ （説明変数は何ですか？） 1) 2) 3) 4) データをどのように集めますか？ ☐ 実験法　　☐ 質問紙調査 ☐ 既存データの使用（使用するデータ：　　　　　　　　　　　　） どのような分析をしますか？ 1) 2) 3)

3. 収集 (Data)	データを集め，p.61〜69 の手順に沿って分析用データを作成しましたか？ ☐ はい　　☐ いいえ

4. 分析 (Analysis)	「2. 計画」に沿って分析をしましたか？ ☐ はい　　☐ いいえ 分析結果を比較するために，どのような資料や参考文献が必要ですか？ 1) 2) 3) 4)

5. 結論 (Conclusion)	分析結果から何が言えますか？ 1) 2) 3) 問題点の改善策として何か考えられますか？ 1) 2) 3)

図Ⅱ-2　ワークシート
PPDAC に沿って課題を整理する．

2. 分析用のデータはどうやってつくるの？

1）分析用データを作成する際の重要なポイント

分析用データを作成する際にとても重要なポイントが 2 つあります．ここではそれらを説明した後，具体的な分析用データのつくり方を説明していきます．

また，p.69 **図Ⅱ-9** に分析用データ作成のためのチェックリストを載せていますので，データ分析をする際に活用してください．

❶ データを行列形式の表にする

データの集計作業を行うにあたり，最初の一歩はデータを行列形式の表（データベース）の形にすることです．つまり，集計できる形にデータを整理します．

分析に慣れていないとピンとこないかもしれませんが，意外と簡単には表にできないことがあります．たとえば，分析を依頼されて受け取ったデータが Microsoft 社の Excel®（以下エクセル）に入力されているものの，同じ列に数値や文章が混在して入力されていることがあります．これではすぐに集計することができません．

> **1 つのセルには 1 つの情報を！！**
>
> 1 つのセルには 1 つの情報しか入力しません．
> 複数の情報が 1 つのセルに入力されていると集計できません．

ここでは，集計できる形の行列形式の表を「分析用データ」として，話を進めていきます．

❷ 分析の目的を達成するために必要なデータを集める

もう 1 つ重要なことは，分析の目的を達成するために必要なデータを ❶ で説明した分析用データに組み込むことです．つまり，分析の目的となる事象に何が影響するのか否かを考え，その情報を選んでくることがとても重要な作業なのです．たとえば，2 つのグループの身長を比較する際には，「身長」というデータが明らかにしたい目的の変数になり，それに影響する因子として考えられるのは「性別」や「年齢」などです．これらを分析用データに組み込んでいきます．

2）行と列

分析用データを作成するためのツールは，統計ソフトも含めますとさまざまなものがあります．今回は，一般的によく使われているエクセルを使ってつくっていきます

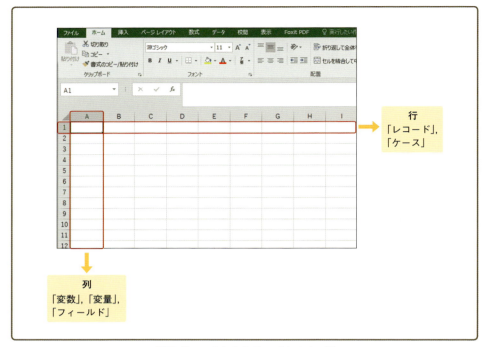

図Ⅱ-3　エクセルのテーブルイメージ

（図Ⅱ-3）．エクセルできちんとした分析用データが作成されていれば，すぐに統計ソフトに取り込むことが可能となります．

❶ 行

　行に入力するのが分析の単位です．レコードやケースなどと呼ばれます．分析対象がその単位になります．質問紙調査の場合は，調査対象者が分析の単位になります．分析の目的によって，「患者」や「病院」がその単位になります．

❷ 列

　列に入力するのが分析に用いるデータです．変数や変量，フィールドなどと呼ばれます（以下，変数）．分析の目的とそれを明らかにするために必要なデータです．質問紙調査であれば質問項目の内容，患者さんに関する分析であれば，目的の事象や属性，検査の測定値などがそれに当たります．
　では，実際に具体例を使って分析用データをつくってみましょう．今回は，人工呼吸器を装着した入院患者の肺炎の発生状況や要因を明らかにすることを目的とした分析用データをつくっていきます．

1 分析用データをつくる

> **Column**
>
> ❽ **説明変数をどうやって選ぶ？**
>
> 目的となる事象に影響する可能性があるものを選びます．具体的には，
> - 医学的に関係するといわれているもの
> - 文献的にそれが立証されているもの
> - 経験的に関係すると考えられるもの
>
> などが，説明変数の選択基準になります．
>
> ここでよくないのが，あまり考えずに手もとにあるデータを単に説明変数として分析用データに入力することです．
>
> 「なぜこのデータを説明変数に入れましたか？」という問いに対して，それぞれの変数について分析用データに入れた理由を説明できるようにしましょう．

❸ レコード

今回の例では，入院患者を対象として分析します．1入院1患者が1つのレコードです．分析対象期間にある患者さんが3回入院した場合，レコードは3つになります．

❹ 変　数

肺炎の発生状況とその要因を明らかにすることが目的ですので，肺炎の有無，在院日数，年齢，性別，人工呼吸器装着日数，そのほか合併症など肺炎の発生に影響する要因と考えられるデータが変数になります．

分析の目的となる変数を目的変数，もしくは従属変数と呼びます．ここでは，肺炎の有無が目的変数となります．また，目的に影響する（可能性があるものを含む）変数が説明変数もしくは独立変数となります（→**Column** ❽）．ここでは，在院日数や性別，特定の合併症など目的変数以外の変数が該当します．

3）変数を決める

まずは，必要な変数を列挙しましょう．

前述では，肺炎の有無，在院日数，年齢，性別などをあげていますが，在院日数の算出に必要な入院日や退院日も変数に入れていきます．そして，これらの変数に名前をつけます（変数名）．上手に名前をつけると分析が効率的になります．自分がわかりやすい名前をつけるとよいです．ただし，変数名は重複しないことが鉄則です．

分析に慣れていない人は，レコードに対して管理用の番号をつけておくことをお勧めします．重複しないほうがよいので，患者IDだけでは今回の分析には不向きです（分析対象期間に複数回入院している患者さんがいるためです）．通し番号でもよいで

すし，患者IDと入院番号を連結させた変数でもよいです（→ ひとこと p.65参照）．

4）データの型を決める

❶ データ型とは？

エクセルのセルに入力する数値や文字には種類があります．それをデータ型と呼びます．データ型は変数ごとに一致していないと集計ができなかったり，正しい結果が出力されなかったりすることがあります（図Ⅱ-5）．その型は大きく分けると数値型と文字型があります．ここではよく使われる型をいくつか紹介します．

> 数値：数字を入力する．少数点以下の表示が可能
> 日付：日付や時間を表示する．数値型の一つ
>   　例）2017/4/1，1-Apr-2017　など
> 文字：文字を表示する

❷ データはなるべく数値型で入力する

入力するデータはなるべく数値型にします．文字型で入力する場合は，必ず表記をそろえます．同じ内容を示す項目でも文言が異なったり（男性，男など），全角と半角が混在していると集計はできますが，それぞれ別の項目として出力されます（図Ⅱ-6）．

数値型の変数には量的変数と質的変数に大別されます．さらに，量的変数には間隔尺度（温度，西暦など）と比尺度（身長，体重など）があり，質的変数には名義尺度と順序尺度があります．質的変数はカテゴリー変数ともいい，数値を割り当てるときにいくつかのポイントがあります（p.13 図Ⅰ-2参照）．

Ⓐ **変数の値が2値をとる場合**

「あり-なし」，「はい-いいえ」のように2値をとる変数には「1-0」の値を割り当てます．

Ⓑ **変数の値が3値以上をとる場合**

分類する変数が3つ以上ある場合は「1」で始まる連続した値を割り当てると便利です．この場合，必ず1つが選択される（排他制御できる）分類にします．分類する値に順序がある場合は，昇順に値をつけます．たとえば，

> 1：15歳未満
> 2：15歳以上65歳未満
> 3：65歳以上

また，グラフや表にするときに表示させたい順番がある場合は，その順番に「1」から値を割り当てます．1つのセルに複数の情報が入っている場合は，必要なデータを項目立てして，前述の2値をとる場合の方法で入力します（図Ⅱ-7）．

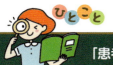

「患者 ID」だけではレコードの分析単位にならないことがあります

患者単位の分析には，実はさまざまなパターンがあります．入院の場合は繰り返し入院している患者さんがいますし，外来の場合は分析対象期間に複数回受診している患者さんや複数科受診している患者さんがいます．1患者1入院を分析単位とする場合を例に考えてみましょう（**図Ⅱ-4**）．

分析したい単位にレコードを識別することは，自分がどのような対象にどういった分析を行うのかを整理するための一つの作業になります．

患者 ID	入院年月日	退院年月日	診療科名称
20157702	20160426	20160507	小児科
20157702	20161219	20161225	小児科
23139227	20151007	20160406	消化器内科
23139227	20160725	20160922	消化器内科
15027842	20151111	20160118	整形外科
15031438	20151111	20160118	整形外科
15103345	20160208	20160412	小児科
15114461	20161201	20161208	小児科
15117567	20160530	20160802	小児科

同じ患者 ID が複数あり
↓
繰り返し入院している

患者 ID と入院年月日を連結
↓
レコードごとに重複しない
「分析 ID を作成」

分析用 ID	患者 ID	入院年月日	退院年月日	診療科名称
20157702-20160426	20157702	20160426	20160507	小児科
20157702-20161219	20157702	20161219	20161225	小児科
23139227-20151007	23139227	20151007	20160406	消化器内科
23139227-20160725	23139227	20160725	20160922	消化器内科
15027842-20151111	15027842	20151111	20160118	整形外科
15031438-20151111	15031438	20151111	20160118	整形外科
15103345-20160208	15103345	20160208	20160412	小児科
15114461-20161201	15114461	20161201	20161208	小児科
15117567-20160530	15117567	20160530	20160802	小児科

図Ⅱ-4 患者 ID だけでは分析単位にならない例

5）テーブル定義書をつくってみよう

これまで，分析用データをつくるのにさまざまな決めごとについて説明してきました．このような決めごとはテーブル定義書として整理しておくと集計するときに混乱せずに分析がスムーズになります．また，変数には必ず明確な定義を設けておくこと

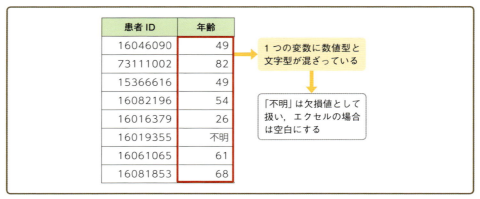

図Ⅱ-5 データの型がそろっていない例

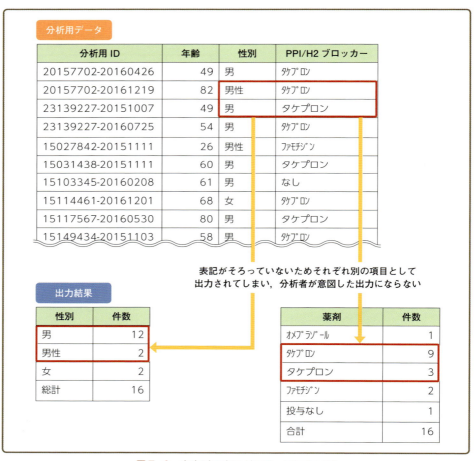

図Ⅱ-6 文字型の表記がそろっていない例

も重要です．たとえば，併存症などの病名を「あり-なし」のデータとして入力する場合，どのような基準で「あり-なし」とするのかを定義しておきます．この定義は，誰が入力しても同じ結果になるように厳密なものが望ましいです（**図Ⅱ-8**）．また，

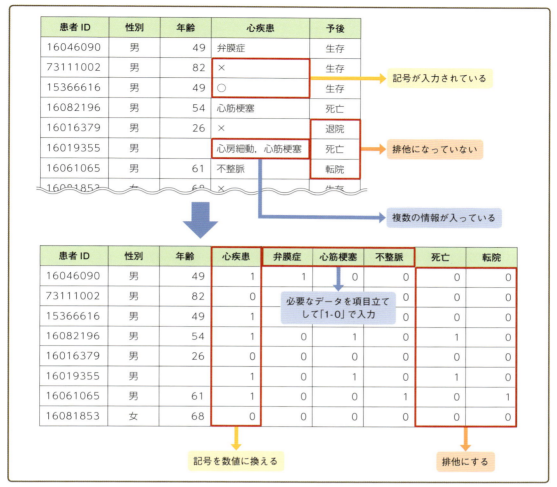

図Ⅱ-7 集計できない分析用シートの例

　分析用データを誰がつくっても同じ質に保てるよう，チェックリストに沿って作成するとよいでしょう（**図Ⅱ-9**）．

第Ⅱ章　データ分析の超実践法

分析用データのテーブル定義書イメージ

変数名	データ型	値	ラベル	定義
分析用ID	テキスト			患者ID-入院年月日
患者ID	数値型			
氏名	テキスト			
入院年月日	テキスト			
退院年月日	テキスト			
在院日数	数値型			
肺炎	数値型	1	あり	
		0	なし	
年齢	数値			
性別	数値型	1	男	
		2	女	
診療科	数値	1	小児科	
		2	消化器内科	
		3	整形外科	
		4	・	
		5	・	
		6	・	
心疾患	数値型	1	あり	心疾患の定義：……
		0	なし	
弁膜症	数値型	1	あり	弁膜症の定義：……
		0	なし	
心筋梗塞	数値型	1	あり	心筋梗塞の定義：……
		0	なし	
不整脈	数値型	1	あり	不整脈の定義：……
		0	なし	
死亡	数値型	1	死亡	
		0	生存	
転院	数値型	1	あり	
		0	なし	

分析用データのイメージ

分析用ID	患者ID	氏名	入院年月日	退院年月日	在院日数	性別
16046090-20161224	16046090	山田太郎	20161224	20170108	15	1
73111002-20151007	73111002	鈴木花子	20151007	20151020	13	1
15366616-20160208	15366616	田中太郎	20160208	20160228	20	1
16082196-20151221	16082196	佐藤幸子	20151221	20160115	25	1
16016379-20160322	16016379	高橋一郎	20160322	20160509	48	1
16019355-20151225	16019355	伊藤二郎	20151225	20160104	10	1
16061065-20151007	16061065	松本三郎	20151007	20151106	30	1
16081853-20151111	16081853	井上一子	20151111	20151116	5	2

年齢	心疾患	弁膜症	心筋梗塞	不整脈	死亡	転院
49	1	1	0	0	0	0
82	0	0	0	0	0	0
49	1	0	0	0	0	0
54	1	0	1	0	1	0
26	0	0	0	0	0	0
	1	0	1	0	1	0
61	1	0	0	1	0	1
68	0	0	0	0	0	0

図Ⅱ-8　分析用データとテーブル定義書のイメージ

☐	1)	分析単位ごとに1レコードになっている （例：患者が分析単位であれば，1患者1レコード）
☐	2)	目的変数が決まっている
☐	3)	説明変数のすべてに対してなぜ分析用データに入れたかを説明できる
☐	4)	変数の入力定義が明確になっている
☐	5)	データの型がそろっている （1つの変数に違う型［文字型，数値型］のデータが混在していない）
☐	6)	カテゴリー変数は，必ずいずれか1つが選択できる項目になっている （排他制御できる項目になっている）
☐	7)	セルに2つ以上の情報が入力されていない
☐	8)	テーブル定義書を作成した

図Ⅱ-9 分析用データシート作成のチェックリスト

2 具体的な分析例（初級編）

　ここで取り上げる事例は，看護業務をマネジメントする場合にかなり高い頻度で求められる，かつデータ加工や集計作業が比較的簡単にできる内容です．分析方法についてはさまざまな方法がありますが，ここではあまり難しい関数などを使わずにできる方法で進めています．また，データについては，どの病院でも比較的取得しやすいDPCデータを使用しています．

　とくに次に説明する **1.** は，非常に簡単な分析方法で結果が出せる基本中の基本であり，かつ病棟をマネジメントする立場にある方は必ずやっておくべき内容です．本書の手順どおりに分析すれば結果が出せるよう細かく手順を説明していますので，ぜひ，自院のデータで分析し，病棟の現状把握に役立ててください．

　実際に分析する際，電子カルテから同様のデータが出力可能であれば，それを使ってもよいです．これを参考に自分にあったやり方を検討してみてください．

　なお，今回の分析例は2016年度時点をベースにしています．したがって，診療報酬点数や重症度，医療・看護必要度評価項目は2016年度のものを使っています．

1. 一般病棟の「重症度，医療・看護必要度」の可視化を試みる

　入院基本料は，入院の際に行われる基本的な医学管理，看護，療養環境の提供を含む一連の費用を評価したものです．具体的には，医学的管理に関する費用である「入院時医学管理料」，看護師等の数に応じた評価である「看護料」，療養環境の提供の評価である「室料，入院環境料」が統合されています．つまり，入院基本料はナースの業務を診療報酬上評価する項目になります．

　一般病棟の入院基本料の算定において，一般病棟用の重症度，医療・看護必要度（以下，看護必要度）が施設基準として用いられています．そのため，看護必要度の基準を満たす患者さんの割合を，マネジメントにおいてどう活用していくかは，診療報酬の観点から多くの病院の関心事になります．退院のタイミングを図ったり，適正な在院日数を検討したりすることが，看護必要度の状況に着目することで可能となります．しかし，看護必要度の利活用方法は，診療報酬の観点だけではありません．

　たとえば，（本書では詳細は触れませんが）看護必要度は必要なマンパワーを的確に評価するための役割も担っています．つまり，看護必要度は，看護の必要性に応じ

て看護師が適正に配置されているかといった観点からも利活用可能なのです．

これらのマネジメントのためには，まず看護必要度の状況について「見える化」することが不可欠です．まず現状を把握し，その情報に基づいて適切に対応することが求められています．

看護必要度は「モニタリング及び処置等（A項目）」，「患者の状況等（B項目）」，「手術等の医学的状況（C項目）」で構成されています．このうちA項目やC項目は手術をはじめとした医療的処置に関連する項目になります．そのため，看護必要度の評価においては，当然それらの実施日の影響を受けることになります．

病院では一般的に，患者安全や業務効率化の観点から，疾患や必要なケアが似た患者が同じ病棟に入院していることが多いと思います．そのため看護必要度という視点から患者をみた場合，同じような経過をたどる可能性が高い患者が同じ病棟に入院していることが多い状況です．

そのような中，多くの病院では予定手術に関して，診療科によって術日が火曜日と木曜日（あるいは第1月曜日）といったように，曜日などが決まっていることが多いと思います．また，医学的な処置に関しても，基本的には平日に実施されることが多いはずです．そのため，看護必要度を満たす割合は，曜日や手術日のスケジュールなどに大きく影響を受けることが考えられます．つまり，日々の看護必要度は，病棟ごとに傾向があると推測されます．

そこで，看護必要度を満たす患者の割合に関して，病棟ごとの違いや特徴をとらえるとともに，医学的処置や手術の実施日などのタイミング（曜日やスケジュール）の影響について把握を試みたいと思います．

ステップ1　問題（Problem）
1 問題点を認識する

①一般病棟の入院基本料算定において，看護必要度を満たす患者の割合は施設や加算算定の基準であるため，適切にマネジメントする必要がある．

②看護必要度は，医学的処置や手術の実施日の影響を受ける可能性のある指標であるが，それらは曜日などのスケジュールが決まっていることが多い（定期的にあるいは原則平日に実施されることが多い）．

③病棟単位で入院患者の疾患や必要なケアには共通性があると考えられるため，病棟単位や日（曜日）ごとに，看護必要度の状況（変動などの傾向）を把握する必要がある．

ステップ2　計画（Plan）
1 仮説を設定する

看護必要度を満たす患者の割合は，手術のスケジュールなどの影響を受けるため，

日ごと(曜日ごと)で高低に傾向があるのではないか(病院全体，病棟単位)？

2 評価軸を決める
①ある月の病棟単位の看護必要度を満たす患者の割合のばらつき状況
②病棟の看護必要度を満たす患者の割合の日ごとの推移
③ある病棟の看護必要度を満たす患者の割合の曜日別の推移

3 分析に必要なデータを考える
①一般病棟用の重症度，医療・看護必要度に係る評価票の生データ
- DPCデータのHファイル
- 看護必要度に関する管理システムからの抽出データなど

②DPCデータのDファイル

4 分析の計画を立てる
病院全体および病棟単位で日ごと，曜日ごとの一般病棟の看護必要度を満たす患者の割合について記述する．

ステップ3 収集(Data)

1 データを集める
①一般病棟用の重症度，医療・看護必要度に係る評価票に関するデータ(DPCデータのHファイルなど)を入手する．
②DPCデータのDファイルから患者のID，入院年月日およびDPCコードを抽出する．

2 データテーブルを作成する
――分析に使う変数を列挙し，分析用のデータテーブルを作成する――

今回は，1ヵ月分のデータを使用して看護必要度を満たす割合について，①病棟単位の分布，②ある病棟の日ごとの分布，③ある病棟の曜日ごとの分布を把握する(記述統計する)ために，入院日数ごとの分析用データ(看護必要度に関する生データ)を作成します．その際，DPCのHファイルベースでも，通常業務で看護必要度を管理しているシステムからの出力データでも，データテーブルを作成する場合は，1患者1入院日1レコード(患者ごと日ごとに1行のレコード)の形にします．

分析に必要な変数を図Ⅱ-10に示します．これらすべてのデータ項目はDPCのHファイルの場合でも，業務で看護必要度を管理しているシステムの場合でも入手できるはずです．また，それぞれの分析用データのイメージは図Ⅱ-10のとおりです．

分析準備として，分析用データをうまく作成することがとても重要であることはこ

	A	B	C	D	E
1	患者ID	入院年月日	評価年月日	病棟コード	判定結果
2	10006288	20171013	20171013	南5	0
3	10025767	20171030	20171030	南10	0
4	10025767	20171030	20171031	南10	1
5	10036152	20171008	20171008	北7	0
6	10036152	20171008	20171009	北7	0
7	10036152	20171008	20171010	北7	1
8	10036152	20171008	20171011	北7	1
9	10036152	20171008	20171012	北7	1
10	10036152	20171008	20171013	北7	1
11	10036152	20171008	20171014	北7	0
12	10036152	20171008	20171015	北7	0
13	10036152	20171008	20171016	北7	1

必要な変数
❶ 患者ID
❷ 入院年月日
❸ 評価年月日
❹ 病棟コード
❺ 判定結果*

図Ⅱ-10 データの準備
＊：看護必要度の基準を満たしているかどうかを判定
　　満たしていない＝0
　　満たしている　＝1

れまで何度も述べてきています．患者ごと日ごとを単位としたデータを作成する場合には，データ量が膨大になります．ここでは分析用データの作成方法を図に沿って詳しくみていきます．

Ⓐ **加工手順(1)**

分析に必要な変数の1ヵ月分のデータを準備します(**図Ⅱ-10**)．

Ⓑ **加工手順(2)**

DPCデータを使う場合，日付情報は文字型で入力されていますので，データを日付型に変更します(**図Ⅱ-11～12**)．

Ⓒ **加工手順(3)**

評価年月日の曜日情報を追加します(**図Ⅱ-13，14**)．

この手順まで終わると分析用データが完成します．

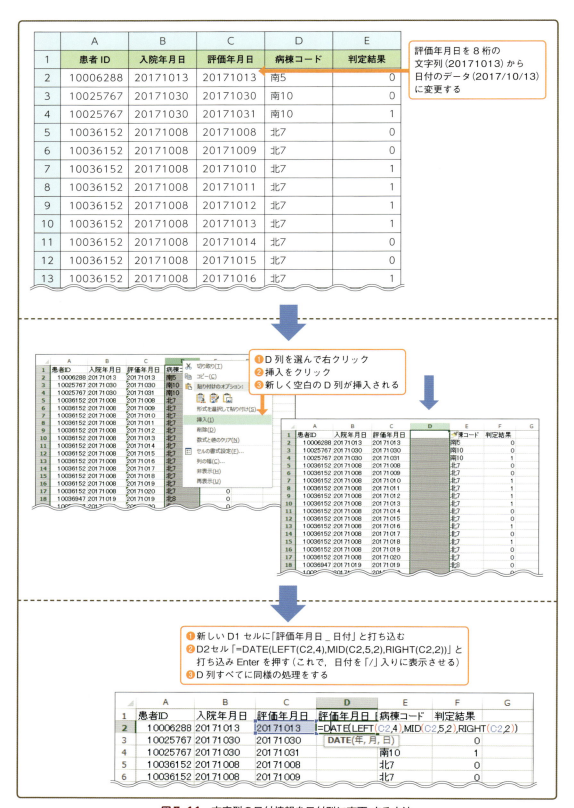

図Ⅱ-11　文字型の日付情報を日付型に変更する方法

2 具体的な分析例（初級編）

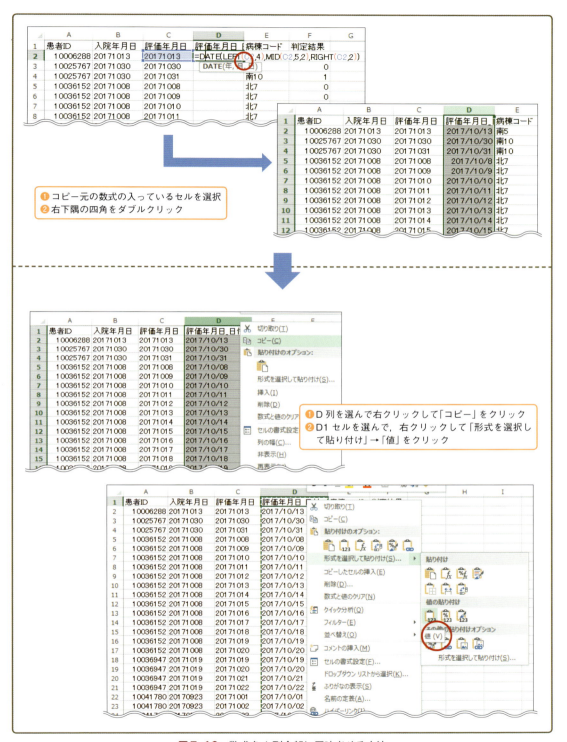

図Ⅱ-12 数式を1列全部に反映させる方法

第Ⅱ章 データ分析の超実践法

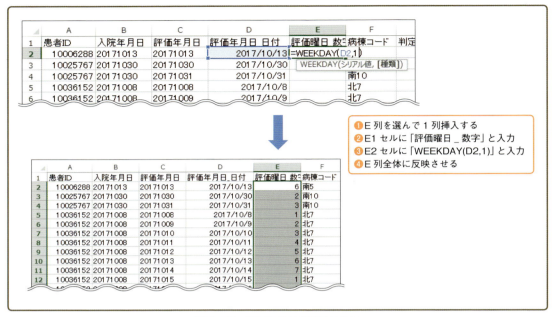

図Ⅱ-13 評価年月日の曜日の追加

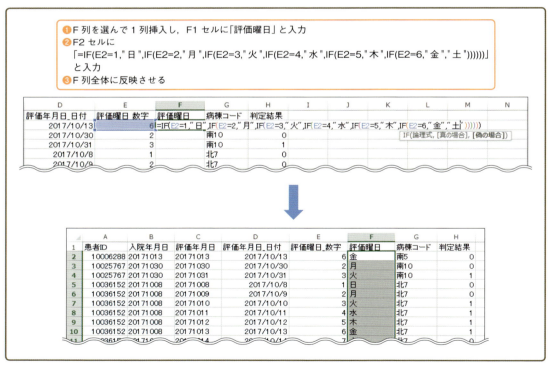

図Ⅱ-14 評価年月日の曜日を日本語に変換

ステップ4　分析（Analysis）

❶ 集計，図表の作成，集団の特徴をつかむ

分析用データを使って次の3つの図を作成します．

①ある月の病棟単位の看護必要度を満たす割合の箱ひげ図 (p.85 **図Ⅱ-29** 参照)
②病棟単位の日ごとの患者数と看護必要度を満たす割合 (p.91 **図Ⅱ-38** 参照)
③ある病棟の曜日別の看護必要度を満たす割合 (p.96 **図Ⅱ-48** 参照)

ⓐ **分析手順（1）**

「ある月の病棟単位の看護必要度を満たす割合の箱ひげ図」の作成方法を図に沿って詳しくみていきます（**図Ⅱ-15〜29**）．

ⓑ **分析手順（2）**

「ある病棟の日ごとの患者数と看護必要度を満たす割合」の作成方法を図に沿って詳しくみていきます（**図Ⅱ-30〜38**）．

ⓒ **分析手順（3）**

「ある病棟の曜日別の看護必要度を満たす割合」の作成方法を図に沿って詳しくみていきます（**図Ⅱ-39〜48**）．

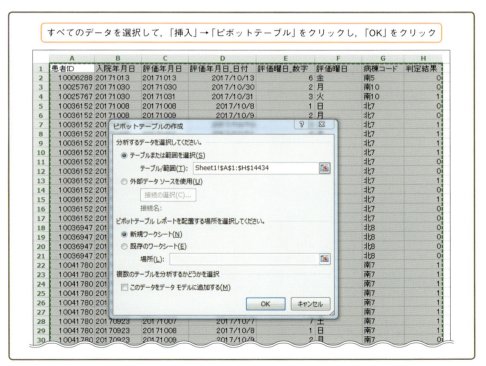

図Ⅱ-15　箱ひげ図のもとになるピボットの作成（手順①）

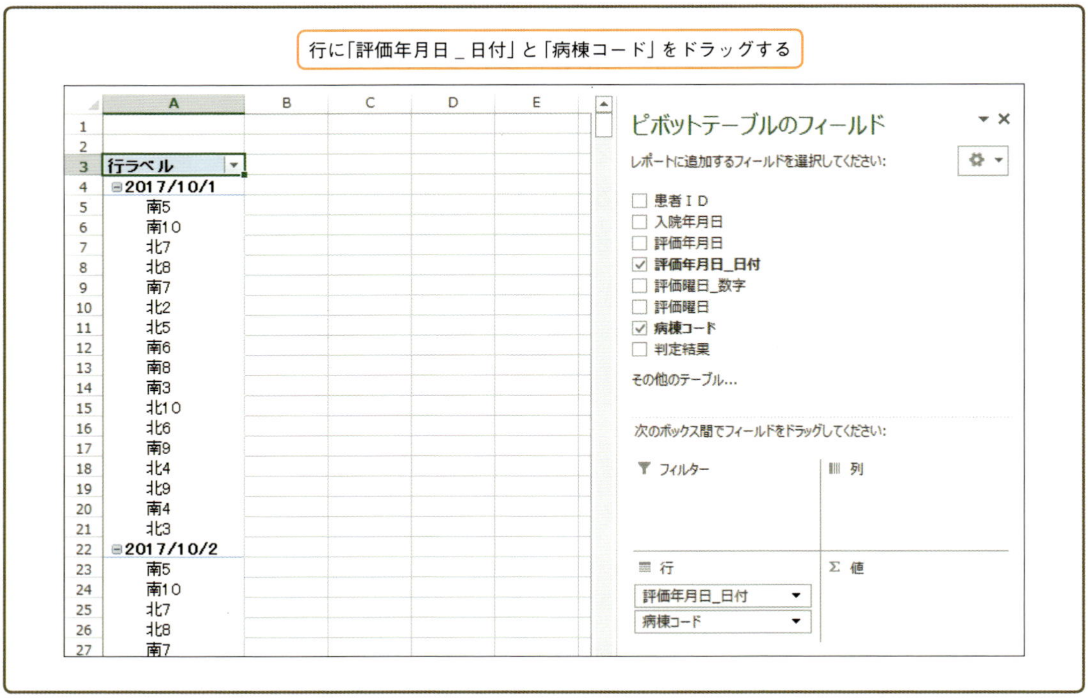

図Ⅱ-16　箱ひげ図のもとになるピボットの作成（手順②）

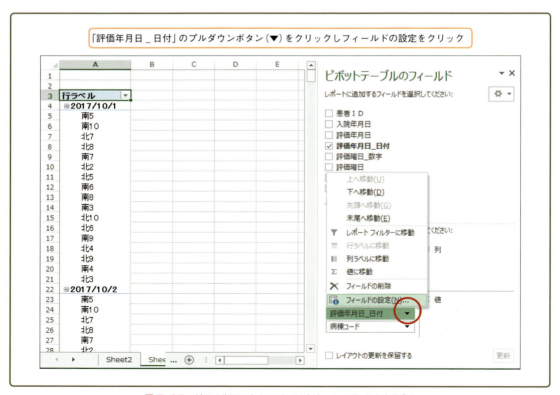

図Ⅱ-17　箱ひげ図のもとになるピボットの作成（手順③）

2 具体的な分析例（初級編）

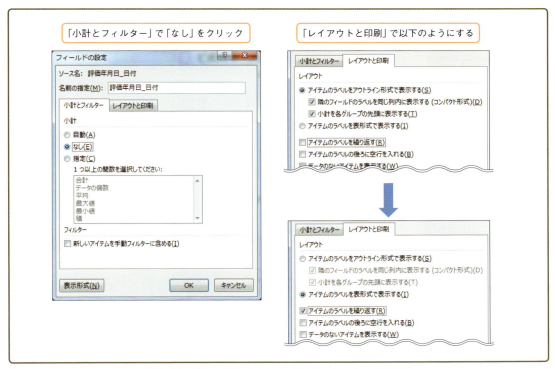

図Ⅱ-18 箱ひげ図のもとになるピボットの作成（手順④）

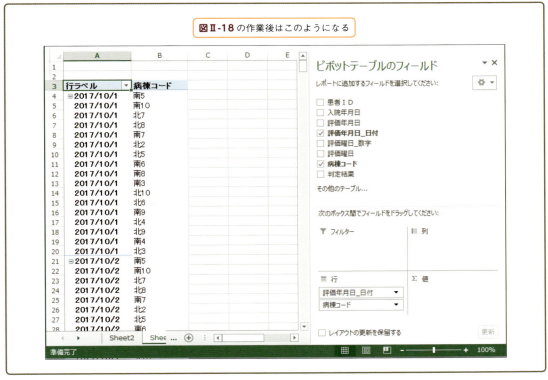

図Ⅱ-19 箱ひげ図のもとになるピボットの作成（手順⑤）

値に「判定結果」，「患者 ID」をドラッグ（自動的に列に値と入力される）

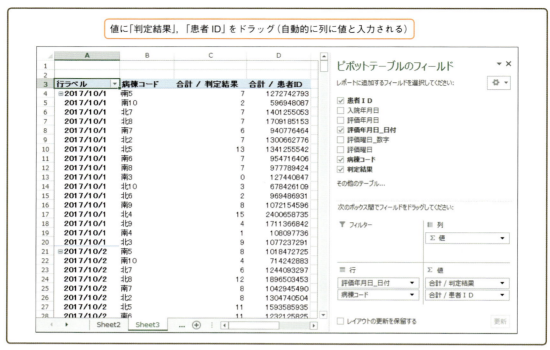

図Ⅱ-20　箱ひげ図のもとになるピボットの作成（手順⑥）

❶「合計／患者 ID」のプルダウンボタンをクリックし，「値フィールドの設定」をクリック
❷集計方法で「データの個数」を選択し，「OK」をクリック

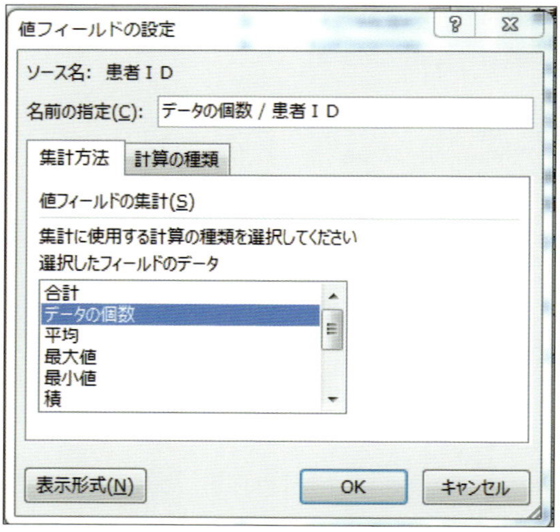

図Ⅱ-21　箱ひげ図のもとになるピボットの作成（手順⑦）

2 具体的な分析例（初級編）

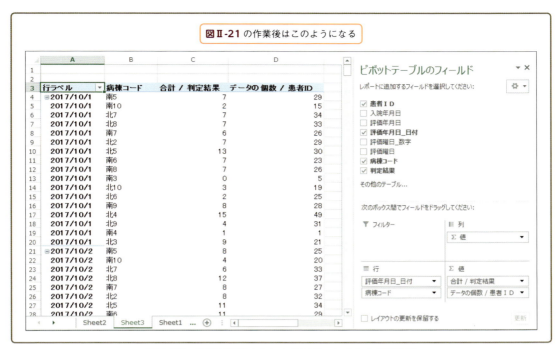

図Ⅱ-22 箱ひげ図のもとになるピボットの作成（手順⑧）

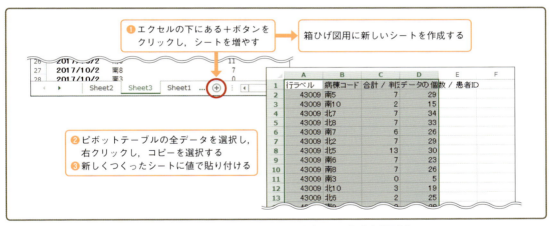

図Ⅱ-23 箱ひげ図のもとになるピボットの作成（手順⑨）

第Ⅱ章　データ分析の超実践法

> ❶ A1 セルの「行ラベル」を「評価年月日」に変更
> ❷ A 列を選択し，セルの書式設定を日付に変更
> ❸ C1 セルを「必要度充足人数」，D1 セルを「病棟患者数」に変更

	A	B	C	D
1	評価年月日	病棟コード	必要度充足人数	病棟患者数
2	2017/10/1	02W	7	29
3	2017/10/1	03B	0	5
4	2017/10/1	03W	9	21
5	2017/10/1	04A	9	25
6	2017/10/1	04B	1	1
7	2017/10/1	04W	6	24
8	2017/10/1	05A	13	30
9	2017/10/1	05B	7	29
10	2017/10/1	06A	2	25
11	2017/10/1	06B	7	23
12	2017/10/1	07A	7	34
13	2017/10/1	07B	6	26

図Ⅱ-24 箱ひげ図のもとになるピボットの作成（手順⑩）

> ❶ E1 セルに「必要度充足割合」と入力
> ❷ E2 セルに「＝C2/D2」と入力
> ❸ E2 セルを選択し，メニューのホームタブにある「％」，「.00」（小数点以下の表示桁数を増やす）をクリック
> ❹ E 列全体に反映させる

	A	B	C	D	E
1	評価年月日	病棟コード	必要度充足人数	病棟患者数	必要度充足割合
2	2017/10/1	02W	7	29	24.1%
3	2017/10/1	03B	0	5	0.0%
4	2017/10/1	03W	9	21	42.9%
5	2017/10/1	04A	9	25	36.0%
6	2017/10/1	04B	1	1	100.0%
7	2017/10/1	04W	6	24	25.0%
8	2017/10/1	05A	13	30	43.3%
9	2017/10/1	05B	7	29	24.1%
10	2017/10/1	06A	2	25	8.0%
11	2017/10/1	06B	7	23	30.4%
12	2017/10/1	07A	7	34	20.6%
13	2017/10/1	07B	6	26	23.1%

図Ⅱ-25 箱ひげ図のもとになるピボットの作成（手順⑪）

2 具体的な分析例（初級編）

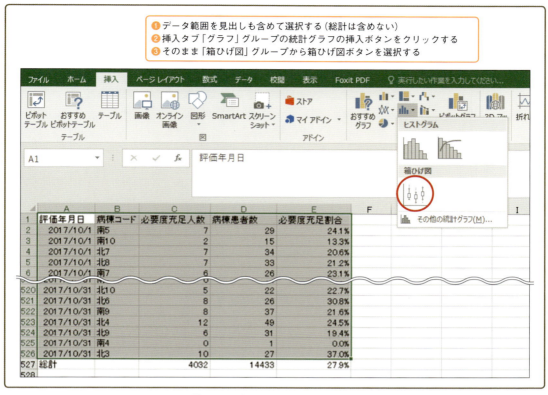

❶ データ範囲を見出しも含めて選択する（総計は含めない）
❷ 挿入タブ「グラフ」グループの統計グラフの挿入ボタンをクリックする
❸ そのまま「箱ひげ図」グループから箱ひげ図ボタンを選択する

図Ⅱ-26　箱ひげ図の作成（手順①）

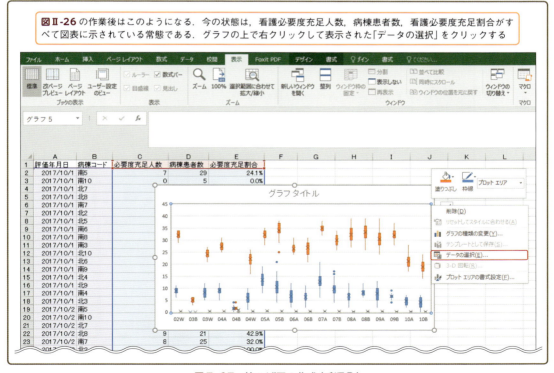

図Ⅱ-26 の作業後はこのようになる．今の状態は，看護必要度充足人数，病棟患者数，看護必要度充足割合がすべて図表に示されている常態である．グラフの上で右クリックして表示された「データの選択」をクリックする

図Ⅱ-27　箱ひげ図の作成（手順②）

第Ⅱ章　データ分析の超実践法

❶「データの選択」をクリックすると「データソースの選択」画面が表示される
❷「必要度充足人数」と「病棟患者数」を削除する
　（→「必要度充足人数」を選択し「削除」を押す．「病棟患者数」も同様に実施し，最後に「OK」をクリック）

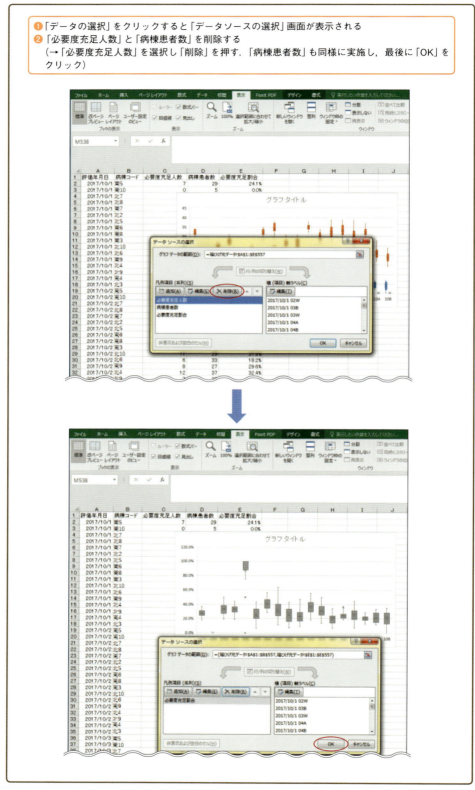

図Ⅱ-28　箱ひげ図の作成（手順③）

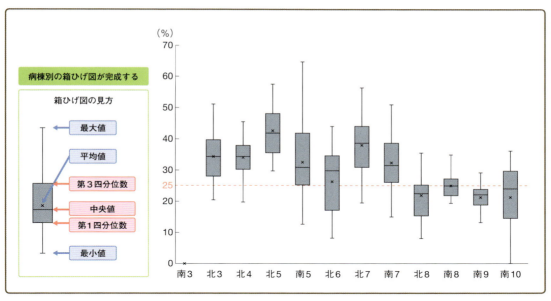

図Ⅱ-29 病棟単位の箱ひげ図

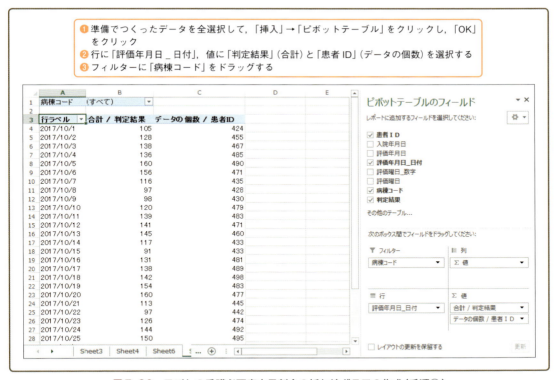

図Ⅱ-30 日ごとの看護必要度充足割合の折れ線グラフの作成(手順①)

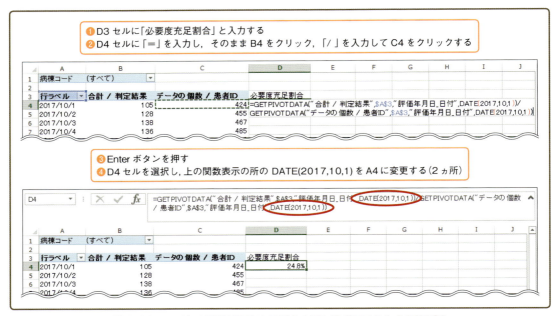

図Ⅱ-31 日ごとの看護必要度充足割合の折れ線グラフの作成（手順②）

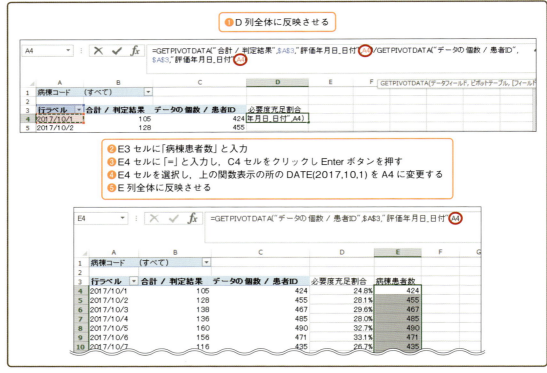

図Ⅱ-32 日ごとの看護必要度充足割合の折れ線グラフの作成（手順③）

2 具体的な分析例（初級編）

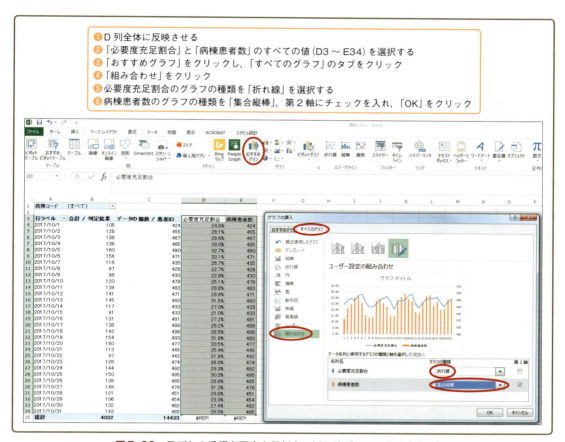

図Ⅱ-33 日ごとの看護必要度充足割合の折れ線グラフの作成（手順④）

第Ⅱ章 データ分析の超実践法

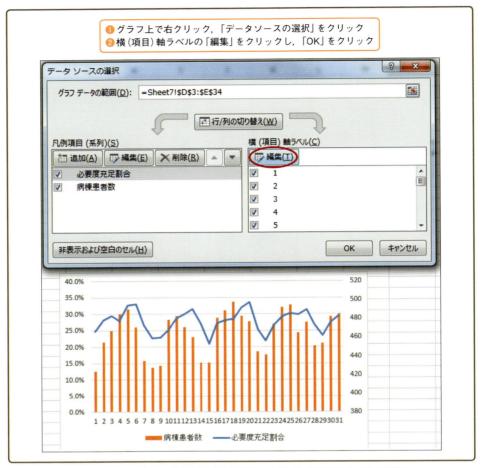

図Ⅱ-34 日ごとの看護必要度充足割合の折れ線グラフの作成（手順⑤）

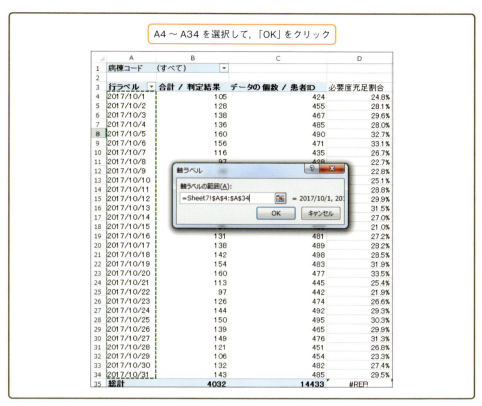

図Ⅱ-35 日ごとの看護必要度充足割合の折れ線グラフの作成（手順⑥）

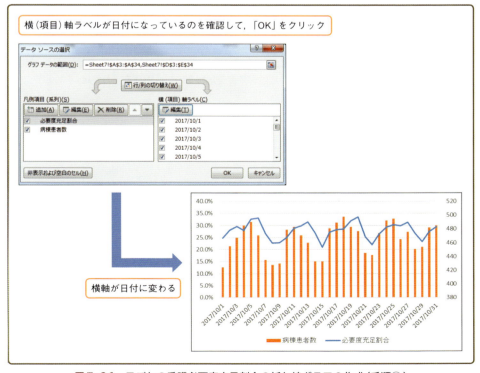

図Ⅱ-36 日ごとの看護必要度充足割合の折れ線グラフの作成（手順⑦）

第Ⅱ章　データ分析の超実践法

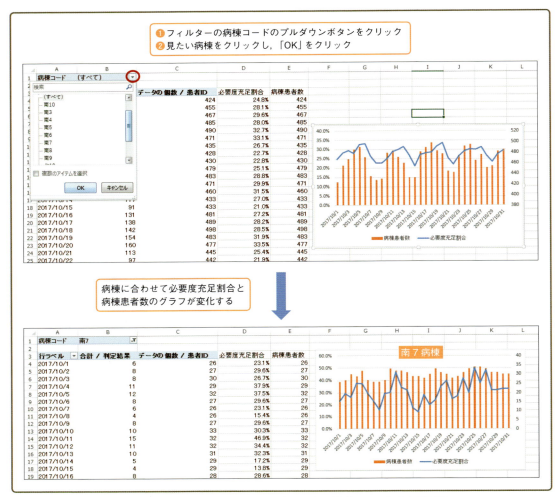

図Ⅱ-37　日ごとの看護必要度充足割合の折れ線グラフの作成（手順⑧）

2 具体的な分析例（初級編）

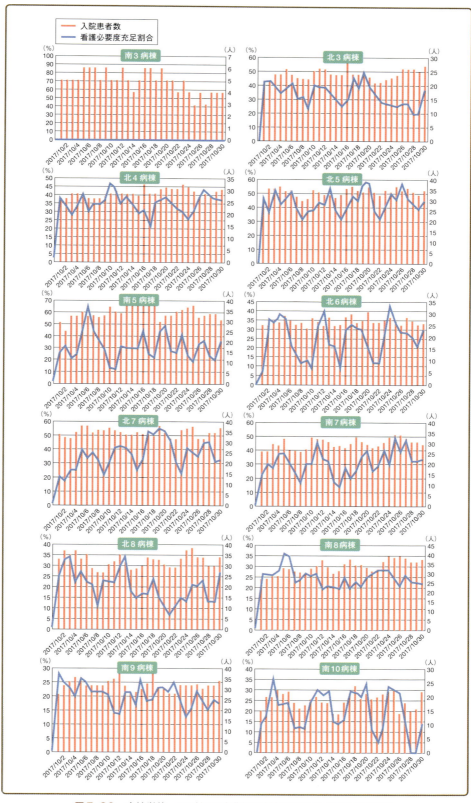

図Ⅱ-38 病棟単位・日ごとの看護必要度充足割合および入院患者数

第Ⅱ章　データ分析の超実践法

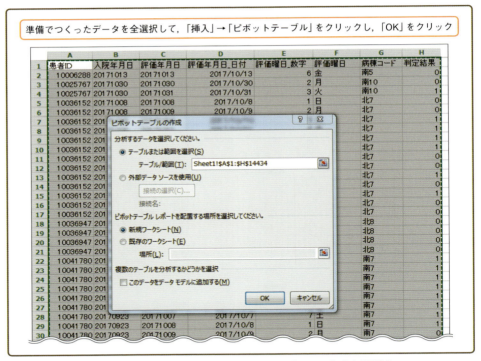

図Ⅱ-39　曜日別の看護必要度充足割合棒グラフの作成（手順①）

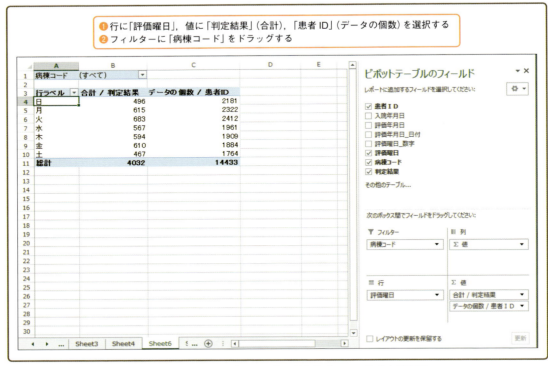

図Ⅱ-40　曜日別の看護必要度充足割合棒グラフの作成（手順②）

2 具体的な分析例（初級編）

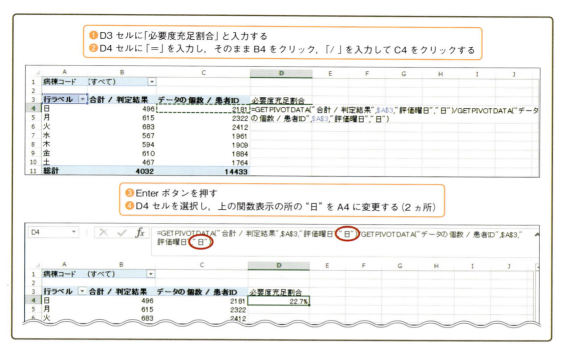

図Ⅱ-41　曜日別の看護必要度充足割合棒グラフの作成（手順③）

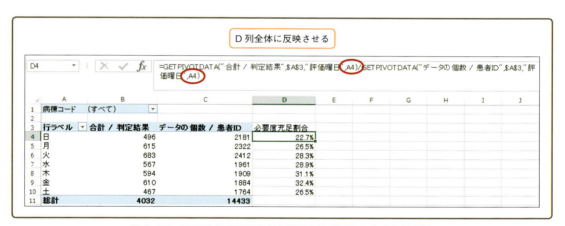

図Ⅱ-42　曜日別の看護必要度充足割合棒グラフの作成（手順④）

第Ⅱ章　データ分析の超実践法

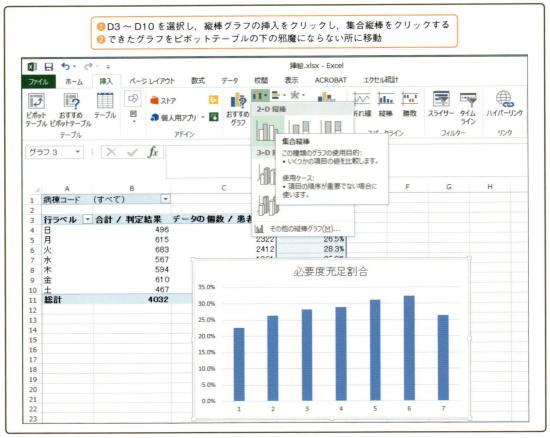

図Ⅱ-43　曜日別の看護必要度充足割合棒グラフの作成（手順⑤）

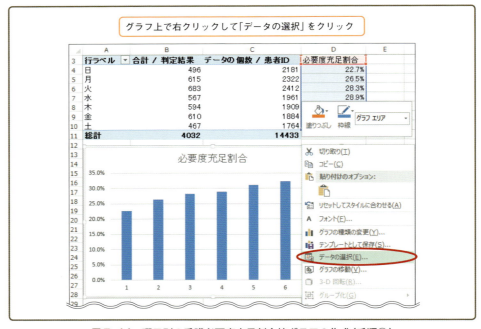

図Ⅱ-44　曜日別の看護必要度充足割合棒グラフの作成（手順⑥）

2 具体的な分析例(初級編)

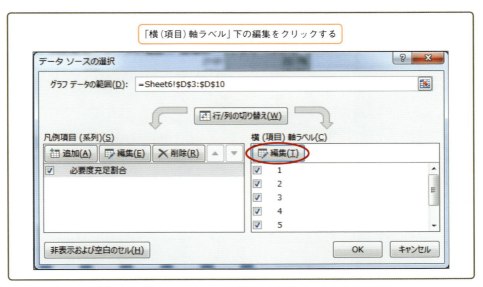

図Ⅱ-45 曜日別の看護必要度充足割合棒グラフの作成(手順⑦)

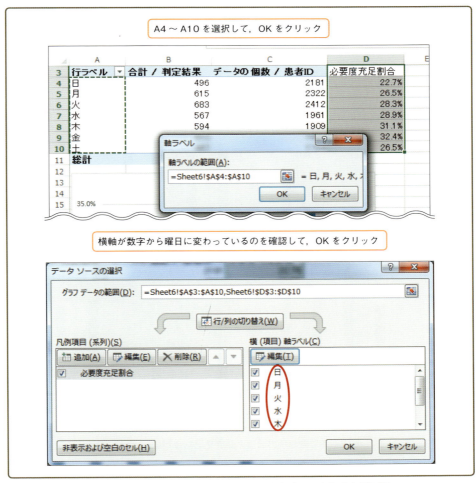

図Ⅱ-46 曜日別の看護必要度充足割合棒グラフの作成(手順⑧)

第Ⅱ章　データ分析の超実践法

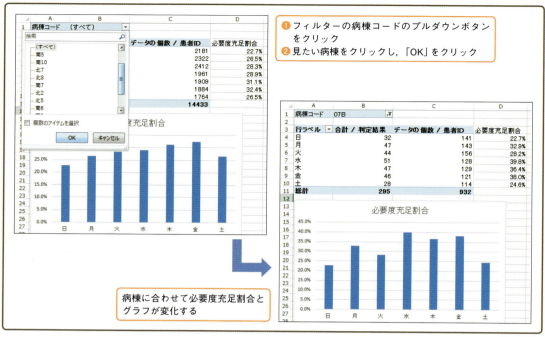

図Ⅱ-47　曜日別の看護必要度充足割合棒グラフの作成（手順⑨）

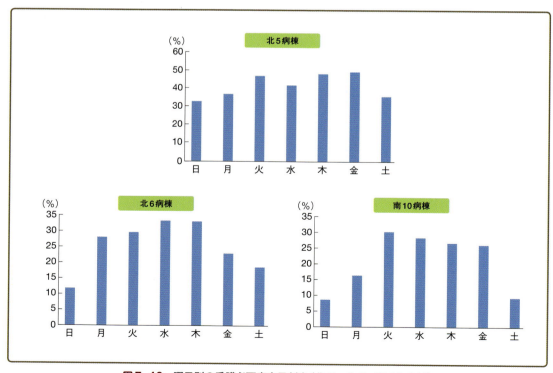

図Ⅱ-48　曜日別の看護必要度充足割合（北5，北6，南10病棟）

ステップ5 結論（Conclusion）

1 分析の結果を読み取る

①病院全体でみると，病棟によって看護必要度を満たす割合が異なる．平均が25％*を下回る病棟が存在する（南3，北8，南9，南10病棟）．病棟によっては該当する患者が存在しない日もある（南3，南10病棟）（図Ⅱ-29）．

②病棟別に日ごとで看護必要度を満たす割合をみると，該当する患者が存在しない病棟がある（南3病棟）．病棟によっては，値が周期性を認める病棟がある（北5，北6，南10病棟）（図Ⅱ-38）．

③周期性を認める3病棟（北5，北6，南10）を曜日別にみると，北5病棟は火曜日，木曜日，金曜日の値が高い．北6病棟，南10病棟は土曜日，日曜日（週末にかけて）の値が低い（図Ⅱ-48）．

2 問題点の改善策を提案する

これまでの分析では，病院全体→病棟単位で看護必要度の評価基準を満たす割合について，日ごと，曜日ごとに看護必要度の変化を概観しました．まずは，実態を可視化して把握することはとても重要なことです．

この結果を活かして具体的な改善策につなげていくことになりますが，結果から導き出される問題点あるいはその改善策は，病院の事情によって異なります．そのため，実態をみて問題があるのかどうか，またその問題は解決可能かどうかを，内部あるいは外部環境から検討することが必要です．たとえば，看護必要度の評価基準を満たす割合については，その評価票の性質上，眼科疾患のように努力しても値を上げることができない疾患もあります．看護必要度の評価基準を満たす割合が低い疾患については全く受け入れないという選択肢は取りにくいですが，現在，政策で進められている病院機能分化を鑑みて連携病院と上手に協力できれば，受け入れる疾患を選択し自院の機能強化につなげることもできます．また，手術日に影響されるケースについては，曜日別の結果において周期性が認められるのは仕方がないという判断になる場合もあります．各々の病院において問題点やその対応策は異なりますが，実態が明らかにならない限り，検討することすらできませんので，まずはぜひ実態の可視化に着手してください．

では，得られた分析結果がマネジメントにおいて問題であるかを検討することから始めてみましょう．検討のポイントはさまざまあると思いますが，患者像の視点とケア提供の2つの視点Ⓐ，Ⓑについて病棟単位で掘り下げて考えてみましょう．

＊：平成29年度までは，診療報酬では一般入院基本料7対1の場合，施設基準で定められている看護必要度を満たす基準は25％となっています．平成30年度では，その基準が改定されていますので，詳細は診療点数早見表などで確認してください．

Ⓐ **看護必要度の評価基準を満たす割合を適正化できるかを検討**
①ばらつきを減らす必要があるか．または，減らすためにできることはあるか？
②術前の入院日数は適切か？
③状態がよくなっているのに退院できていない患者はいないか？
④病棟における疾患（患者，診療科）の組み合わせを工夫することでばらつきを軽減できないか？

Ⓑ **看護必要度の評価基準を満たす割合に対して適正な人員配置かどうかを検討**
①病棟単位で看護必要度を満たす割合と病棟の配置人数にギャップ（不合理性）はないか？あった場合，ほかのデータなどを使って合理的な説明ができるか？

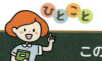

このデータをさらに活用するには

この項では，看護必要度の視点で大きな集団からドリルダウンしてデータをみてきました．この分析で作成した分析用データは，さらに疾患ごと（たとえば，DPC14桁，または6桁）の単位でみていくことも可能です．疾患ごとに在院日数（入院相対日）で看護必要度を満たす割合を示すこともできます．

入院相対日別の看護必要度に関する分析は後述しますが，本項で使った分析用データを用いて，疾患（DPC6桁）別の分析方法を紹介します．

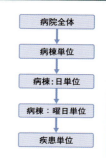

【加工手順①】
p.73 **図Ⅱ-10** のデータを準備し，**図Ⅱ-49〜56** の手順で加工します．

【加工手順②】
在院日数（入院相対日）で看護必要度をみる場合，病棟単位にすると患者像がさまざまであるため結果の解釈が難しくなります．また，DPC6桁で疾患を抽出した場合，癌を例にとると手術，化学療法，放射線療法の有無などが区別されません．これらの治療法の違いは，患者さんの経過に大きく違いが出ますので，得られた結果の解釈が困難になります．また，DPC14桁で疾患を抽出した場合，疾患によって患者数が非常に少なくなることがあります．対象集団の粒度を分析の目的に合わせることが重要になります（**図Ⅱ-57**）．

2 具体的な分析例（初級編）

❶ 準備でつくったデータ（p.73 図Ⅱ-10）のC列に「入院年月日_日付」を挿入し，入院月日の日付データを挿入する（C2セル「=DATE(LEFT(B2,4),MID(B2,5,2),RIGHT(B2,2))」）
❷ G列に新しい列を挿入してH列とし，項目名を「在院日数」と入力する
❸ H2セルに「=E2-C2+1」と入力し，H列全体に反映させる

	A	B	C	D	E	F	G	H	I	J
1	患者ID	入院年月日	入院年月日_日付	評価年月日	評価年月日_日付	評価曜日_数字	評価曜日	在院日数	病棟コード	判定結果
2	10006288	20171013	2017/10/13	20171013	2017/10/13	6	金	1	南5	0
3	10025767	20171030	2017/10/30	20171030	2017/10/30	2	月	1	南10	0
4	10025767	20171030	2017/10/30	20171031	2017/10/31	3	火	2	南10	1
5	10036152	20171008	2017/10/8	20171008	2017/10/8	1	日	1	北7	0
6	10036152	20171008	2017/10/8	20171009	2017/10/9	2	月	2	北7	0
7	10036152	20171008	2017/10/8	20171010	2017/10/10	3	火	3	北7	1
8	10036152	20171008	2017/10/8	20171011	2017/10/11	4	水	4	北7	1
9	10036152	20171008	2017/10/8	20171012	2017/10/12	5	木	5	北7	1
10	10036152	20171008	2017/10/8	20171013	2017/10/13	6	金	6	北7	1
11	10036152	20171008	2017/10/8	20171014	2017/10/14	7	土	7	北7	0
12	10036152	20171008	2017/10/8	20171015	2017/10/15	1	日	8	北7	0
13	10036152	20171008	2017/10/8	20171016	2017/10/16	2	月	9	北7	1
14	10036152	20171008	2017/10/17	20171017	2017/10/17	3	火	10	北7	0

図Ⅱ-49　在院日数（入院相対日）での看護必要度充足割合折れ線グラフの作成（手順①）

❶ 全データを選択して，挿入からピボットテーブルをクリック
❷ フィルターに「病棟コード」，行に「在院日数」，値に「判定結果」（合計），「患者ID」（データの個数）を設定
❸ D列に「必要度充足割合」，E列に「病棟患者数」を追加
❹ D列，E列を使って，組合せグラフ（棒グラフと折れ線グラフ）をつくる
❺ 横軸をA列の在院日数に変更する
❻ フィルターの病棟コードで見たい病棟を選択する

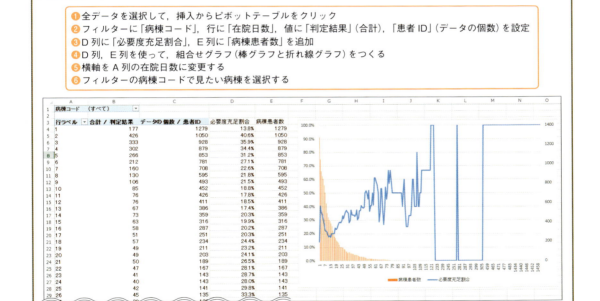

図Ⅱ-50　在院日数（入院相対日）での看護必要度充足割合折れ線グラフの作成（手順②）

第Ⅱ章 データ分析の超実践法

❶ 患者ID，入院年月日，DPCコードの表を用意する
❷ 準備でつくったデータ（p.73 図Ⅱ-10）と同じエクセルファイルにシートを追加して，この表をコピーする

	A	B	C
1	患者ID	入院年月日	DPCコード
2	10006288	20171013	160760XX97XX1X
3	10025767	20171030	080006XX01X0XX
4	10036152	20171008	060035XX01000X
5	10036947	20171019	110270XX99X0XX
6	10041780	20170923	040200XX01X1XX
7	10050369	20171014	040110XXXXX0XX
8	10052399	20170703	180010X0XXX3XX
9	10053686	20170925	090010XX02X0XX
10	10058065	20170927	110290XX99X00X
11	10058180	20171021	120070XX01XXXX
12	10068619	20170908	040081XX97X1XX
13	10074294	20171028	110260XX99X0XX

図Ⅱ-51 在院日数（入院相対日）での看護必要度充足割合折れ線グラフの作成（手順③）

❶ A列に新しい列を挿入する

	A	B	C	D
1		患者ID	入院年月日	DPCコード
2		10006288	20171013	160760XX97XX1X
3		10025767	20171030	080006XX01X0XX
4		10036152	20171008	060035XX01000X
5		10036947	20171019	110270XX99X0XX
6		10041780	20170923	040200XX01X1XX
7		10050369	20171014	040110XXXXX0XX
8		10052399	20170703	180010X0XXX3XX
9		10053686	20170925	090010XX02X0XX
10		10058065	20170927	110290XX99X00X
11		10058180	20171021	120070XX01XXXX
12		10068619	20170908	040081XX97X1XX
13		10074294	20171028	110260XX99X0XX

❷ A1セルに「識別ID」と入力する
❸ A2セルに「=B2&C2」と入力する
❹ A列全体に反映させる

図Ⅱ-52 在院日数（入院相対日）での看護必要度充足割合折れ線グラフの作成（手順④）

2 具体的な分析例（初級編）

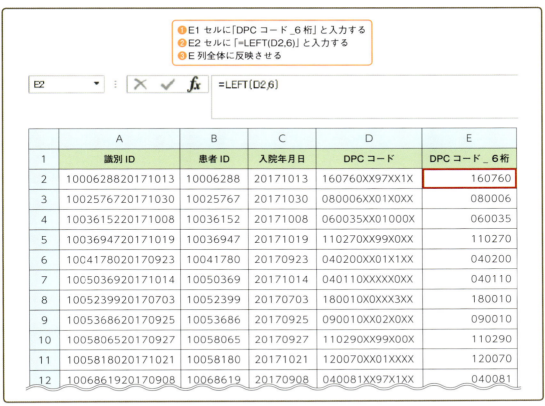

図Ⅱ-53　在院日数（入院相対日）での看護必要度充足割合折れ線グラフの作成（手順⑤）

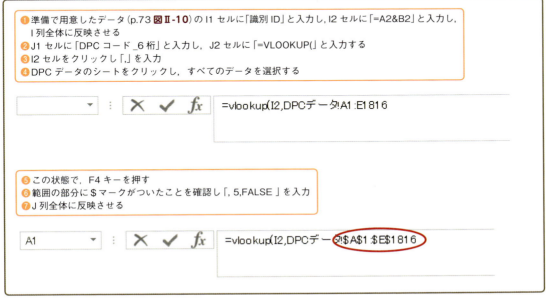

図Ⅱ-54　在院日数（入院相対日）での看護必要度充足割合折れ線グラフの作成（手順⑥）

第Ⅱ章　データ分析の超実践法

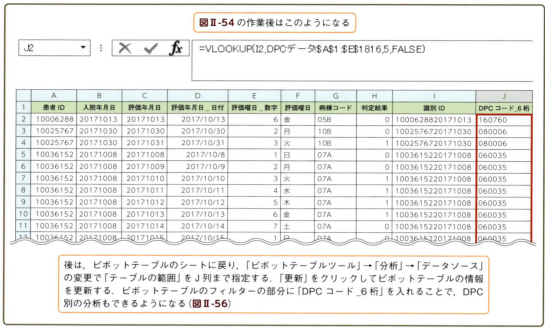

図Ⅱ-55　在院日数（入院相対日）での看護必要度充足割合折れ線グラフの作成（手順⑦）

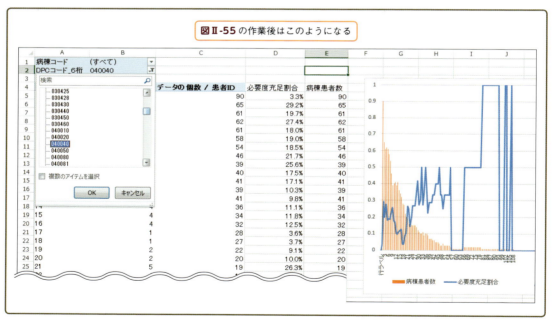

図Ⅱ-56　在院日数（入院相対日）での看護必要度充足割合折れ線グラフの作成（手順⑧）

2 具体的な分析例（初級編）

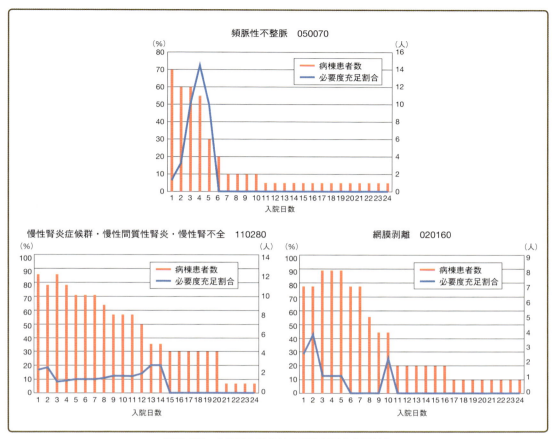

図Ⅱ-57 疾患別入院相対日看護必要度充足割合

例は，DPC6桁を単位に分析しています．癌の場合は，手術症例や化学療法実施症例などが区別できないため，解釈が困難になります．

2. 「重症度，医療・看護必要度」の視点でハイケアユニット（HCU）の患者さんを一般病棟に転棟するタイミングは？

　近年の医療制度改革の中で，医療機関の機能分化・強化と連携，一般病棟における長期入院の適正化などが進められています．医療機関の機能分化によって医療提供体制の効率化が進められていくわけですが，具体的には「高度急性期」，「一般急性期」，「回復期」，「慢性期」の4つの機能に区分し，都道府県が地域ごとに機能分化の整備をしていくことになっています（地域医療構想）．2016年10月からは病床機能報告制度が始まりました．これまでは1病院を1つの単位として評価していましたが，病棟単位での評価も行われていくことを示しています．

　急性期医療機関の多くは急性期一般入院料を算定しています．これらには施設基準が定められており，その一つとして「重症度，医療・看護必要度」（以下，看護必要度）の評価も含まれています．急性期一般入院料1の場合，看護必要度を満たす基準はⅠの場合（重症度，医療・看護必要度Ⅰによる評価）30％でⅡの場合25％となって

103

います．すでに述べたように，流れは病棟単位での評価の方向に動いていますので，どの医療機関でも「病棟単位で30%（25%）を維持できているのか」は医療の質や経営において重要な課題となります．

病床コントロールを行うのは師長の重要な役割となっており，医療の質だけでなく看護必要度や在院日数など経営的な側面も強く意識しなくてはなりません．

ハイケアユニット（HCU）に注目して疾患ごとの一般病棟の看護必要度と在院日数に関するマネジメントについて分析したいと思います．

HCUは，集中治療室（ICU）と一般病棟の中間的な位置付けで高度医療が提供される病床です．しかし，その病床数も限りがありますので，どういった患者さんをHCUで診るのか，どのタイミングで一般病棟に移すのかということは一定の根拠をもった意思決定が必要となります．すでに，臨床的な判断によってベッドコントロールを行っていると思いますが，少し視点を変えて入院日数ごとに一般病棟の看護必要度を満たす割合に注目することでどのようなことがわかるでしょうか．

今回の分析では2016年度のデータをもとにしていますので，看護必要度を満たす基準25%に注目した分析になっています．

ステップ1 問題（Problem）

1 問題点を認識する

①外科手術を行った場合，開頭，開胸，開腹手術など一部の手術は一定期間一般病棟の看護必要度を満たす患者として評価される．しかし，HCUに長期間滞在すると一般病棟に移ったときには看護必要度を満たさなくなる．

②一般病棟の看護必要度を一定割合に維持するには，どのタイミングでHCUから一般病棟に移ればよいのか？

③DPCの入院期間Ⅰ期・Ⅱ期の視点と一般病棟の看護必要度の視点では，在院日数のとらえ方が違うのではないか？

ステップ2 計画（Plan）

1 仮説を設定する

①DPCの入院期間Ⅱ期率が意識されているが，一般病棟の看護必要度を満たす割合のピークはDPCのⅡ期と一致していないのではないか？（→ ひとこと p.105参照）

②HCUの滞在日数は，看護必要度の視点からみて適正か？

2 評価軸を決める

①入院日数ごとの患者数（一般，HCU，ICUの区分別）

②入院日数ごとの一般病棟の看護必要度を満たす割合の推移

3 分析に必要なデータを考える

①DPC データの様式 1
②DPC データの H ファイル
③DPC データの D ファイル

今回の分析対象（**表Ⅱ-2**）は，任意の期間のうち HCU に入院していたことがある患者さんとなります．

表Ⅱ-2 分析対象

対象期間	任意の 1 年間
対象患者	HCU に入院した患者
データソース	DPC 様式 1 と D, H ファイル

4 分析の計画を立てる

①HCU の疾患別（DPC14 桁別）の患者分布など，患者背景の記述統計を行う．
②患者数の多い疾患について入院日数ごとの患者数（一般，HCU，ICU 区分別），一般病棟の看護必要度を満たす割合を算出する．

ステップ3 収集（Data）

1 データを集める

①DPC データの様式 1 から HCU に滞在したことのある患者のデータを抽出する．
②H ファイルから①の患者のデータを抽出する．

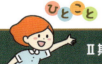

Ⅱ期率って何？

　急性期入院医療にかかる診断群分類（DPC：diagnosis procedure combination）点数表では，医療資源投入量を適切に評価するという観点から在院日数に応じて 3 段階に逓減する仕組みがとられており，大部分の診断群分類においては以下のように決められています．

　入院期間Ⅰ：平均在院日数の 25 パーセンタイル値（在院日数の短いほうから上位 25% の患者が含まれるように設定された値）の期間．平均点数に 15% 加算．

　入院期間Ⅱ：25 パーセンタイル値から平均在院日数までの期間．入院期間ⅠとⅡの合計が平均点数となる点数．

　入院期間Ⅲ：平均在院日数を超えた以降の期間．入院期間Ⅱの 85% で算定．

　※特定入院期間（平均在院日数から標準偏差の 2 倍以上の 30 の整数倍）を超えた場合，その超えた日以降はすべて出来高算定となります．

❷ データテーブルを作成する
―分析に使う変数を列挙し，分析用のデータテーブルを作成する―

今回は，HCU の疾患別の分布などの記述統計を行うための分析用データ（様式1ベース）と入院日数ごとの分析を行うための分析用データ（H ファイルベース）の2つを作成します．様式1ベースの分析用データは1患者1入院1レコードの形に，H ファイルベースの分析用データは1患者1日1レコード（患者ごと日ごとに1行のレコード）の形にします．分析に必要な変数は**表Ⅱ-3**に，それぞれの分析用データのイメージを**図Ⅱ-58**に示します．

「006_HCU 滞在日数」は，H ファイルの「010_ 病棟種類」の「2．HCU」のデータを抽出し，分析 ID ごとにカウントした値を求め，それを様式1ベースの分析用データに入力します．手順は**図Ⅱ-59**を参照してください．

表Ⅱ-3 分析に使用する変数

変数	様式1ベースの分析用データ	H ファイルベースの分析用データ	データソース	データ型	補足
001_ 分析用 ID	○	○	様式1	文字型	患者 ID と入院年月日を連結した ID を作成する
002_ 患者 ID	○	○	様式1	文字型	
003_ 入院年月日	○	○	様式1	文字型	
004_ 退院年月日	○	○	様式1	文字型	
005_ 在院日数	○	－	様式1	数値型	様式1にある入院年月日と退院年月日から算出する
006_HCU 滞在日数	－	○	新規作成	数値型	H ファイルから「010_ 病棟種類」の「2.HCU」の日数を分析 ID ごとにカウントした値を求め，様式1ベースの分析用データを入力する
007_ 年齢	○	－	様式1	数値型	様式1にある生年月日より入院年月日時点の年齢を算出する
008_ 入院日数	－	○	H ファイル	数値型	
009_ 実施年月日	－	○	H ファイル	数値型	
010_ 病棟種類	－	○	新規作成	数値型	H ファイルより作成する「1．一般」，「2.HCU」，「3.ICU」のどの病棟の看護必要度かを区別する
011_ 看護必要度基準フラグ	－	○	新規作成	数値型	H ファイルより作成する 看護必要度の基準を満たす場合は「1．該当」，そうでない場合は「2．非該当」と入力する
012_A 得点	－	○	H ファイル	数値型	H ファイルより算出する
013_B 得点	－	○	H ファイル	数値型	H ファイルより算出する
014_C 得点	－	○	H ファイル	数値型	H ファイルより算出する
015_DPC 名称	○	○	D ファイル	文字型	分析用 ID キーに D ファイルのデータを連結する
016_DPC14 桁コード	○	○	D ファイル	文字型	分析用 ID キーに D ファイルのデータを連結する

2 具体的な分析例（初級編）

様式1ベースの分析用データ

001_分析用ID	002_患者ID	003_入院年月日	004_退院年月日	005_在院日数
15026758-20170510	15026758	20170510	20170517	8
15132553-20170417	15132553	20170417	20170421	5
15015298-20170731	15015298	20170731	20170816	17

006_HCU滞在日数	007_年齢	015_DPCコード	016_DPC名称
1	68	060020xx02x0xx	胃の悪性腫瘍
1	69	060010xx02x00x	食道の悪性腫瘍（頸部を含む）
2	48	060040xx02x00x	直腸肛門（直腸S状部から肛門）の悪性腫瘍
1	25	010120xx01xxxx	特発性（単）ニューロパチー
2	75	060210xx9700xx	ヘルニアの記載のない腸閉塞
1	55	180040xx97x1xx	手術・処置等の合併症
2	48	060050xx02x00x	肝・肝内胆管の悪性腫瘍（続発性を含む）
2	77	060040xx02x00x	直腸肛門（直腸S状部から肛門）の悪性腫瘍
2	77	060040xx03x00x	直腸肛門（直腸S状部から肛門）の悪性腫瘍
1	31	010120xx01xxxx	特発性（単）ニューロパチー

1患者1入院1レコード

Hファイルベースの分析用データ

001_分析用ID	002_患者ID	003_入院年月日	004_退院年月日	008_入院日数	009_実施年月日	010_病棟種類
15026758-20170510	15026758	20170510	20170517	1	20170510	1
15026758-20170510	15026758	20170510	20170517	2	20170511	3
15026758-20170510	15026758	20170510	20170517	3	20170512	1
15026758-20170510	15026758	20170510	20170517	4	20170513	1
15026758-20170510	15026758	20170510	20170517	5	20170514	1
15026758-20170510	15026758	20170510	20170517	6	20170515	1
15026758-20170510	15026758	20170510	20170517	7	20170516	1
15026758-20170510	15026758	20170510	20170517	8	20170517	1
15132553-20170417	15132553	20170417	20170421	1	20170417	1
15132553-20170417	15132553	20170417	20170421	2	20170418	3

011_看護必要度基準フラグ	012_A得点	013_B得点	014_C得点	015_DPC14桁コード	016_DPC名称
0	0	0	0	060020xx02x0xx	胃の悪性腫瘍
1	6	5	0	060020xx02x0xx	胃の悪性腫瘍
1	2	5	1	060020xx02x0xx	胃の悪性腫瘍
1	2	4	1	060020xx02x0xx	胃の悪性腫瘍
0	2	1	0	060020xx02x0xx	胃の悪性腫瘍
0	0	0	0	060020xx02x0xx	胃の悪性腫瘍
0	0	0	0	060020xx02x0xx	胃の悪性腫瘍
0	0	0	0	060020xx02x0xx	胃の悪性腫瘍
0	0	0	0	060010xx02x00x	食道の悪性腫瘍（頸部を含む）
1	3	4	0	060010xx02x00x	食道の悪性腫瘍（頸部を含む）
1	0	2	1	060010xx02x00x	食道の悪性腫瘍（頸部を含む）
0	0	0	0	060010xx02x00x	食道の悪性腫瘍（頸部を含む）
0	0	0	0	060010xx02x00x	食道の悪性腫瘍（頸部を含む）
0	0	0	0	060040xx02x00x	直腸肛門（直腸S状部から肛門）の悪性腫瘍
0	0	0	0	060040xx02x00x	直腸肛門（直腸S状部から肛門）の悪性腫瘍

1患者1日1レコード

図Ⅱ-58　分析用データのイメージ

第Ⅱ章 データ分析の超実践法

> HCUの滞在日数＝Hファイルの「010_病棟種類」の「2.HCU」の数

手順1：Hファイルから「010_病棟種類」の「2.HCU」のデータを抽出

001_分析用ID	002_患者ID	003_入院年月日	004_退院年月日	008_入院日数	009_実施年月日	010_病棟種類	011_看護必要度基準ⅠⅠ
15114984-20170106	15114984	20170106	20170421	36	20170210	2	
15114984-20170106	15114984	20170106	20170421	37	20170211	2	
15114984-20170106	15114984	20170106	20170421	38	20170212	2	
15147627-20161030	15147627	20161030	20161122	2	20161031	2	
15147627-20161030	15147627	20161030	20161122	3	20161101	2	
15147627-20161030	15147627	20161030	20161122	4	20161102	2	
15147627-20161030	15147627	20161030	20161122	5	20161103	2	
15147627-20161030	15147627	20161030	20161122	6	20161104	2	
15147627-20161030	15147627	20161030	20161122	7	20161105	2	
15147627-20161030	15147627	20161030	20161122	8	20161106	2	
15147627-20161030	15147627	20161030	20161122	9	20161107	2	
15301610-20161018	15301610	20161018	20161103	3	20161020	2	
15301610-20161018	15301610	20161018	20161103	4	20161021	2	
15354162-20170509	15354162	20170509	20170714	1	20170509	2	

手順2：手順1で絞り込んだデータのうち「001_分析用ID」と「010_病棟種類」のみを残して削除．新たに「006_HCU滞在日数」の変数を作成する

手順3：「006_HCU滞在日数」のセルにCOUNTIFS関数を使って，「001_分析用ID」ごとに「010_病棟種類」の「2」の数をカウントする

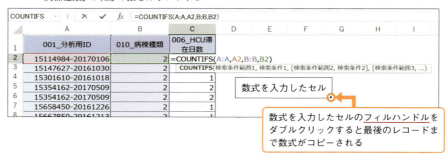

手順4：手順3の作業が終わったデータの「006_HCU滞在日数」の列をコピーして値を貼り付ける．数式が入力されているので値だけにする

手順5：手順4の作業が終わったデータの重複を削除する

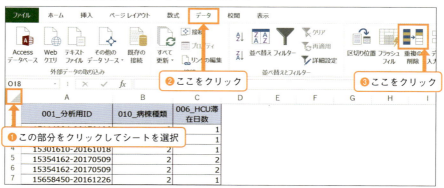

手順6：手順4の作業が終わったらデータ「001_分析用ID」をキーにVLOOKUP関数を使って様式1ベースの分析用データに「006_HCU滞在日数」の列を連結する

図Ⅱ-59 HCU在院日数の変数を作成する手順

ステップ4 分析（Analysis）

1 集計，図表の作成，集団の特徴をつかむ

表Ⅱ-4がHCUに滞在した患者さんの概要です．970人のうち607人（62.6%）が男性で，年齢の平均（mean）が65.2歳（標準偏差：SD 14.3）です．951人（98.0%）が手術を行い，入院中に死亡した患者さんは24人（2.5%）です．この集団の患者さんの一般病棟滞在中の看護必要度は23.3%です．

さらに**表Ⅱ-5**がHCU病棟のDPC14桁別の疾患分布を示したものです．最も多いのが結腸（虫垂を含む）の悪性腫瘍，続いて胃の悪性腫瘍，食道の悪性腫瘍（頸部を含む）になっています．この3つの疾患について入院日数ごとの看護必要度をみていきましょう．

図Ⅱ-60は結腸の悪性腫瘍の患者集団です．44人の患者さんが対象となっており，在院日数の中央値（median）が12日，四分位範囲（IQR）が11～14日です．つまり半数の患者さんの在院日数が11～14日になっていることを示しています．HCUの滞在日数は1日，四分位範囲が1～2日です．短期間でHCUから一般病棟に移っていることがわかります．一般病棟の看護必要度を満たす割合は25.1%です．

表Ⅱ-4 HCUの患者概要　　（n = 970）

	DATA	
男性，n，%	607	62.6%
年齢，mean，SD	65.2	14.3
手術あり，n，%	951	98.0%
入院死亡	24	2.5%
在院日数，mean，SD	23.5	21.5
看護必要度満たす患者（HCU：延）[*1]	116	100.0%
看護必要度満たす患者（一般：延）[*2]	331	23.3%

*1：%で表示されている値：HCU病棟の看護必要度を満たす患者数／HCUの延入院日数×100
*2：%で表示されている値：一般病棟の看護必要度を満たす患者数／一般病棟の延入院日数×100

表Ⅱ-5 HCUのDPC14桁分類別患者数

DPC14桁名称（略）	DPC14桁分類	患者数
結腸（虫垂を含む）の悪性腫瘍	060035xx01000x	44
胃の悪性腫瘍	060020xx02x0xx	43
食道（頸部を含む）の悪性腫瘍	060010xx01x1xx	36
直腸肛門（直腸S状部から肛門）の悪性腫瘍	060040xx02x00x	33
膵臓，脾臓の腫瘍	06007xxx01010x	29
上記以外270分類		785

一般病棟滞在中の看護必要度を満たす割合に注目すると，入院5日目をピークに降下しています．これはC項目の影響で，C項目の算定期間を過ぎると値は急激に降下します．また，当然のことながら，手術前の入院期間の値は0％になっています．結腸の悪性腫瘍の入院期間Ⅰ期の最終日の8日目には，一般病棟の看護必要度は15.0％になり，その後全員が退院する23日目までは看護必要度25％を下回っています．

同様に図Ⅱ-61の胃の悪性腫瘍の患者集団をみていきます．

入院4日目で看護必要度を満たす割合はピークを迎え入院期間Ⅰ期の最終日の

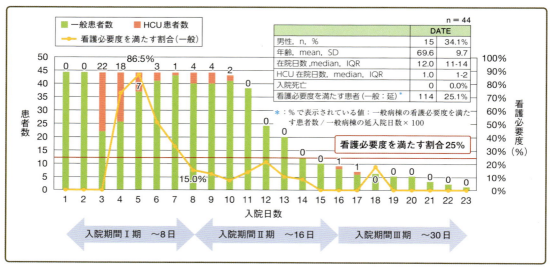

図Ⅱ-60　結腸（虫垂を含む）の悪性腫瘍入院日数別患者数および看護必要度を満たす割合

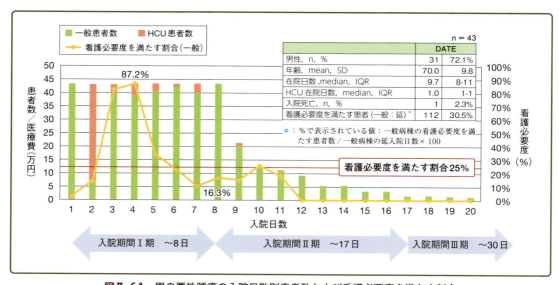

図Ⅱ-61　胃の悪性腫瘍の入院日数別患者数および看護必要度を満たす割合

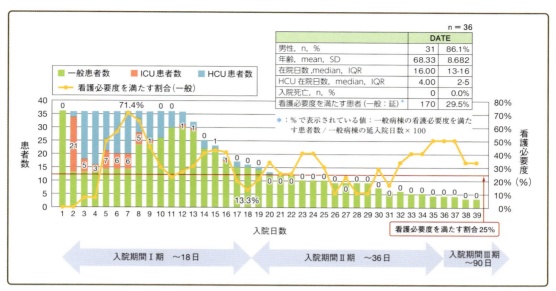

図Ⅱ-62 食道の悪性腫瘍（頸部含む）の入院日数別患者数および看護必要度を満たす割合

8日目には16.3%です．それ以降は，10日目に25%になっているものの，ほぼ25%を下回る状況で，結腸の悪性腫瘍と同様の傾向がみられます．

続いて**図Ⅱ-62**に食道の悪性腫瘍の患者集団をみていきます．

入院7日目で看護必要度を満たす割合はピークを迎え，それ以降は降下しますが，16日目までは25%を上回っています．また，入院期間Ⅱ期に入っても比較的高いことがわかります．

ステップ5 結論（Conclusion）

❶ 分析の結果を読み取る

今回の分析から以下のことがわかりました．

①疾患によって異なるものの，結腸の悪性腫瘍および胃の悪性腫瘍は入院期間Ⅱ期より早いタイミングで看護必要度が低くなる．

②HCUの滞在日数は疾患によって異なるものの，1日，長くても2〜5日程度である．HCUから一般病棟に移った直後は一般病棟の看護必要度を満たす割合は高い値を保てている．

③術前の看護必要度は0%であり，可能な限り術前入院の日数短縮が必要である．

④7対1を維持していくためには入院期間Ⅱ期だけでなくⅠ期を意識する必要がある．

❷ 問題点の改善策を提案する

今回の分析結果から具体的な改善策を一律に導き出すことは大変難しく，患者さん

の状態を鑑みると分析どおりの病棟運用は簡単ではないと考えます．また，それぞれの病院の状況によって考慮しなくてはならない点も多々あります．しかし，今後急性期一般入院料1の施設基準を維持していくためには，この結果を軽視できません．疾患ごとに一般病棟の看護必要度の推移の特徴を把握し，この分析結果を病院や関連診療科の医師と共有し，在院日数短縮のみならず看護必要度を満たす割合を25%維持していくための方策を講じてみましょう．

3. 施設基準を活かした病棟運営を考えてみよう！

　提供する医療の報酬は療養担当規則（保険医療機関及び保険医療養担当規則）によって定められており，診療報酬点数表に明示されています．その中に「施設基準」があります．施設基準は特定の診療報酬を算定するうえで，施設が満たさなくてはならない要件で，細かく定められています．その要件は診療行為などによって異なりますが，病院の設備や特定の条件を満たす人材の確保などがあり，施設基準を取得するには設備や人材などの面で一定の投資をしなければなりません．そして，施設基準を取得したからには，患者さんや病院経営のためにそれを十分に活かすことがとても重要になります．

　「小児入院医療管理料」という診療報酬があります．これは小児科を標榜している病院や，主に15歳未満の小児を入院させる病棟があるなどの一定の基準を満たしている施設に対して15歳未満の患者さんに算定できます（**図Ⅱ-63**）．

　では，「小児入院医療管理料」に注目した分析をしていきます．

　15歳未満の患者さんは小児病棟に限らずさまざまな病棟に入院しています．一方で，15歳以上でも小児病棟に入院している患者さんはいます．この管理料は小児科に転科しなくても小児病棟に入院すれば算定できます．また，この管理料を取得している病院は，施設基準からもわかるように，小児医療提供に実績があることに加え，プレイルームの設置や保育士の配置など，小児に対する治療を円滑に進めるための体制が整備されており，医療者や患者さん，その家族にとってメリットが大きいと考えられます．

　原疾患が重症な患者さんや特殊な処置が必要な患者さんは小児病棟での入院が難しい場合も考えられますが，比較的安定している患者さんなどは検討に値するでしょう．

ステップ1　問題（Problem）

1 問題点を認識する

①小児病棟に一定数15歳以上の患者さんがいる．
②小児病棟以外の病棟に15歳未満の患者さんがいる．
③小児病棟を有効に活用できていないのではないか？

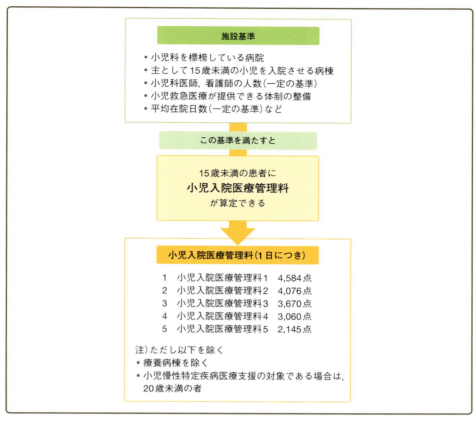

図Ⅱ-63　施設基準と算定項目

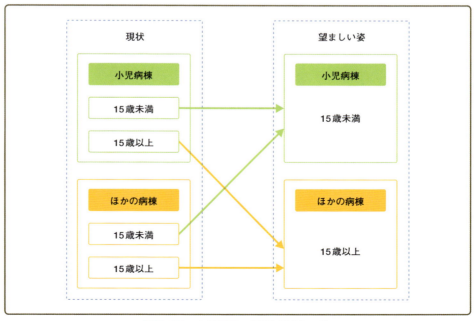

図Ⅱ-64　病棟運用の現状と望ましい姿

④小児病棟を有効に活用できれば，病院収益の向上につながるのではないか？（図Ⅱ-64）．

ステップ2　計画（Plan）
❶ 仮説を設定する
小児病棟に15歳未満の患者さんをもっと受け入れられるのではないか？　それによって，病院収益を向上できるのではないか？

❷ 評価軸を決める
①15歳未満の患者の診療科別・小児病棟での入院の有無別患者数
②15歳以上で小児病棟に入院した患者数
③得られる収益

❸ 分析に必要なデータを考える
①15歳未満の患者データ
②15歳以上で小児病棟に入院した患者データ

今回の分析で必要なのは，15歳未満の患者さんの入院病棟の把握と15歳以上で小児病棟に入院した患者さんの把握により，小児病棟で受け入れる患者さんと小児病棟以外の病棟で受け入れる患者さんの候補となる集団を絞り込みます．分析対象を表Ⅱ-6に示します．

表Ⅱ-6　分析対象

対象期間	任意の1年間
対象患者	・15歳未満の患者 ・小児病棟に入院している15歳以上の患者
除外患者	・精神科病棟の患者 ・短期滞在手基本料算定患者
データソース	DPC様式1とFファイル

❹ 分析の計画を立てる
①15歳未満の患者
　A：診療科別，小児病棟での入院の有無別の度数分布
　B：AのうちICU，HCUなどの重症系病棟での治療がない患者の度数分布
②15歳以上の患者
　A：15歳以上で小児病棟に入院した患者さんとその疾患の度数分布
　B：AのうちICU，HCUなどの重症系病棟での治療を受けた患者の度数分布
③小児病棟に15歳未満患者の受け入れにより得られる稼動額変動の推計
診療科別に15歳未満の分布を調べます．その際，比較的安定した患者さんであれ

ば，小児科以外の診療科であっても小児病棟での治療が行える可能性が高いと考えられることから重症患者と区別した分布をみます．そして，小児病棟にできるだけ多くの15歳未満の患者さんを受け入れられることにより得られる収益を推計していきます．

ステップ3 収集（Data）

① データを集める

DPCデータの様式1から15歳未満の患者さんと小児病棟に入院した15歳以上の患者データを抽出します．

② データテーブルを作成する
──分析に使う変数を列挙し，分析用のデータテーブルを作成する──

データシート作成の手順としては，1患者1入院が1行（1レコード）になるようにデータシートをつくります．様式1をベースに分析用データを作成し，それぞれ必要なデータを連結していきます．

まずは，任意の期間（ここでは1年分）の15歳未満の患者さんと小児病棟に入院

表Ⅱ-7　分析に使う変数

変数	データソース	データ型	補足
001_分析用ID	様式1	文字型	患者IDと入院年月日を連結したIDを作成する
002_患者ID	様式1	文字型	
003_入院年月日	様式1	文字型	
004_退院年月日	様式1	文字型	
005_在院日数	様式1	数字型	様式1にある入院年月日と退院年月日から算出する
006_年齢	新規作成	数字型	様式1にある生年月日より入院年月日時点の年齢を算出する
007_診療科コード	様式1	文字型	
008_診療科名	様式1	文字型	各病院でもっている診療科コードのマスタからデータを取得する
009_病名	様式1	文字型	電子カルテからも病名が取得できるが，複数の病名が登録されていることがほとんどであり，分析にもっていくのはテクニックが必要．今回は医療資源病名を使う
010_病名（ICD10）	様式1	文字型	
011_小児病棟の入院の有無	Fファイル	数字型	日ごとの診療行為のデータに病棟コードが登録されている．1日でも小児病棟に滞在していれば「1」，そうでなければ「0」を入力する
012_小児入管算定の有無	Fファイル	数字型	小児入院医療管理料（A307）の算定を「0」，「1」で入力
013_重症系病棟の入院の有無	Fファイル	数字型	自院が取得している特定入院料を参考に該当する入院料の算定を「0」，「1」で入力する．A病院は次の特定入院料を算定しており，それを入院期間中1回でも算定した患者さんを重症病棟の入院「1；あり」としている．定義は，病院の状況に合わせて決めるとよい • 救命救急入院料 • 特定集中治療室管理料 • ハイケアユニット入院医療管理料

した15歳以上の患者さんのデータを取得します．直接データを取得できない場合は，医療情報を扱っている部門か医事を担当している部門に依頼すれば取得できます．

この様式1が分析用データシートのベースとなります．**表Ⅱ-7**に示すように「001_分析用ID」から「010_病名」までは様式1のデータを使います．「011_小児病棟の入院の有無」はFファイルに日ごとの診療行為のデータに病棟コードが付されているので，それを使い分析用データシートに「0」，「1」を入力します．

同様に「012_小児入院医療管理料算定の有無」もFファイルから小児入院医療管理料（A307）のデータを抽出し，入院期間中1度でも算定していれば「1；あり」を，なければ「0；なし」を入力します．

今回は，緊急入院や，ICU，HCUで治療を受けた患者さんを重症患者とします．A病院は「救命救急入院料（A300）」，「特定集中治療室管理料（A301）」，「ハイケアユニット入院医療管理料（A301-2）」を入院期間中1回でも算定されていた患者さんを「013_重症系病棟の入院の有無」の項目に「1；あり」を，なければ「0；なし」を入力します．

001_分析用ID	002_患者ID	003_入院年月日	004_退院年月日	005_在院日数	006_年齢
76593750-20151227	76593750	20151227	20160101	6	0
97637676-20160104	97637676	20160104	20160104	1	9
75808691-20151231	75808691	20151231	20160104	5	0
27878277-20160104	27878277	20160104	20160107	4	9
59907967-20160107	59907967	20160107	20160108	2	0
65764018-20160103	65764018	20160103	20160108	6	13
44331937-20160108	44331937	20160108	20160108	1	6
15402145-20160104	15402145	20160104	20160108	5	6
36950182-20151003	36950182	20151003	20160111	101	0
91931581-20160107	91931581	20160107	20160111	5	4
64968910-20160104	64968910	20160104	20160112	9	5
48680687-20160112	48680687	20160112	20160112	1	7
31440558-20160105	31440558	20160105	20160112	8	0

007_診療科コード	008_診療科名	009_病名	0010_病名（ICD10）	011_小児病棟の入院の有無	012_小児入管算定の有無	013_重症系病棟入院の有無
100	小児科	新生児呼吸障害	P228	1	0	1
100	小児科	急性リンパ性白血病	C910	1	1	0
100	小児科	血小板減少性紫斑病	D694	1	1	0
150	脳神経外科	無汗症	L744	0	1	0
300	皮膚科	筋炎の疑い	M6099	0	1	0
100	小児科	右真珠腫性中耳炎	H71	1	0	0
240	腎臓内科	難治性ネフローゼ症候群	N049	0	1	0
100	小児科	1型糖尿病・糖尿病性合併症なし	E109	1	1	0
100	小児科	極低出産体重児	P071a	1	1	1
100	小児科	難治性てんかん	G408	1	1	0
100	小児科	急性リンパ性白血病	C910	1	1	0
100	小児科	急性リンパ性白血病	C910	1	1	0
100	小児科	急性腎盂腎炎	N10	1	1	0

図Ⅱ-65 分析用データシートのイメージ

自院が取得している特定入院料を参考に重症系病棟の定義を決めて，該当する入院料の算定を「0」，「1」で入力します（図Ⅱ-65）．

ステップ 4 分析（Analysis）

❶ 集計，図表の作成，集団の特徴をつかむ

①15歳未満の患者の小児病棟の有無別の度数分布をみる．
②15歳以上の患者で小児病棟に入院した患者数をみる．
③小児病棟の15歳未満の患者の受け入れ拡大により得られる稼動額変動を推計する．

表Ⅱ-8をみると，A病院の15歳未満の患者数は922人です．そのうち小児入院医療管理料の算定がない患者さんが233人で，この患者さんは小児病棟に入院していない患者さんになります．さらにこの233人のうち，入院中にいわゆる重症系病棟の入院がなく，7対1入院基本料の算定のみの患者さんは172人になっています．この172人は比較的安定していて，原疾患の診療科の病棟を離れても問題ない患者さんが多く存在する集団と考えられます．小児科を除いて診療科別にみると脳神経外科，整形外科，耳鼻咽喉科に該当する患者さんが多く存在することがわかります．

続いて**表Ⅱ-9**をみると，小児病棟に入院した（入院中の転棟なし）15歳以上の患者さんは114人です．そのうち7対1入院基本料のみを算定していた患者さんは

表Ⅱ-8 15歳未満小児患者が入院した病棟

診療科	小児病棟での入院（小児入院管理料算定）			合計
	あり	なし		
			再掲：その他の一般病棟*	
小児科	612	121	74	733
脳神経外科	10	37	28	47
整形外科	4	29	27	33
耳鼻咽喉科	1	19	18	20
形成外科	52	7	7	59
皮膚科	2	7	7	9
眼科	7	5	5	12
消化器外科	0	3	1	3
泌尿器科	0	2	2	2
消化器内科	0	2	2	2
呼吸器外科	0	1	1	1
循環器内科	1	0	0	1
合計	689	233	172	922

＊：入院中にICUなどの重症系病棟での入院がなく，一般病棟のみの入院患者（7対1入院基本料のみ算定された患者）

表Ⅱ-9 15歳以上の小児科患者が入院した病棟

病棟	件数	%
①小児病棟*1	114	86.4%
小児入院医療管理料算定	40	30.3%
7対1入院基本料算定	74	56.1%
②ICU，HCU*2	4	3.0%
①②以外の病棟*3	14	10.6%
合計	132	100.0%

＊1：入院期間中転棟なし
＊2：入院期間中1度でも，ICUなどの重症系病棟での入院あり
＊3：入院期間中①②以外の病棟での入院あり

74人です．この74人は小児病棟でなくても問題ない患者さんが多くいる集団と考えられます．

では，実際の稼動額にはどう影響するのでしょうか．

小児病棟に入院している15歳以上の患者さんは74人という結果でした（表Ⅱ-9）．この74人の延在院日数は，484日という結果になりました．これは，74人すべてが小児病棟以外での入院が可能であった場合の受け入れ枠になります．A病院は小児入院医療管理加算2が算定できる病院です．この加算は毎日1回算定できますので，仮に484日分の小児が受け入れられた場合の増収額は約2,000万円になります．

> 4,076点（小児入院医療管理加算2）× 10円 × 484日 = 19,727,840円

この74人で延在院日数484日分の100%すべてを小児病棟で受け入れることは現実的ではありません．図Ⅱ-66は，対象となる病床枠に15歳未満患者の受け入れを行った割合とそれによる増収額を50%から10%刻みに示したものです．

ステップ5　結論（Conclusion）

❶ 分析の結果を読み取る

今回の分析から以下のことがわかりました．

①小児病棟には小児入院医療管理料算定対象外の15歳以上の患者さんが74人存在し，小児病棟に入院している15歳以上の患者の約65%（74/114×100）である．

②小児病棟で受け入れられる候補となる患者さんは172人である．

③①の病床枠に患者さんを受け入れると最大で約2,000万円の増収が期待できる．

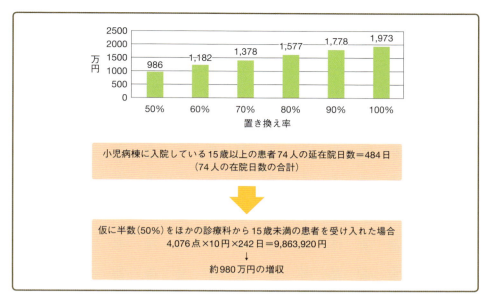

図Ⅱ-66　小児病棟受け入れに伴う変動額

② 問題点の改善策を提案する

関連診療科と協同して改善活動に臨むことになりますが，病棟の運営はシミュレーション結果が示すように簡単にはいかないものです．病院長をはじめとした病院運営者への提案や関連診療科との問題意識の共有のほかに，実際の受け入れによる弊害もある程度予測しなくてはなりません．とくにこのような改善計画を実行したために有害事象が増えてしまうことがあれば本末転倒です．

今回の分析からこれまで小児病棟の多くは小児科の患者さんであったことがわかります．今回の収益改善活動を進めていくことにより，ほかの診療科とのやり取りも増えることが予測されます．指示受けや情報共有に関する多少の文化の違いからインシデントやスタッフ間の軋轢が増えるかもしれません．こういった負の要因も反映した改善策を立案・実行することが必要です．

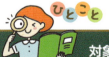

対象をよりイメージするために

先ほどの**表Ⅱ-8**の中でとくに患者数が多かった脳神経外科，整形外科，耳鼻咽喉科の患者さんや**表Ⅱ-9**の小児病棟に入院した7対1入院基本料のみ算定している74人の患者さんの疾患別の分布表を見てもよいでしょう．

疾患別の件数を提示することで，「この疾患なら小児病棟でなくても問題ない」などの判断材料になります．分析した結果は過去のデータになりますが，このような分析により小児病棟で受け入れ可能な患者さん，小児病棟以外の病棟で受け入れ可能な成人患者さんが一定数いることが具体的に示せます．

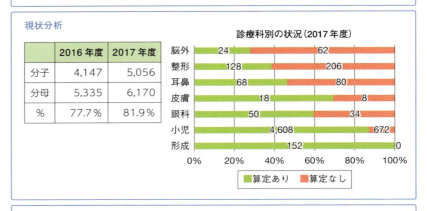

図Ⅱ-67　臨床指標を使ったその後の評価の一例

　評価方法の一例をあげると，この取り組みが進んだかそうでないかを数値によって評価していくことが，その後の対策につながります．今回のような分析は比較的シンプルなので，その後の評価も臨床指標を作成して継続的に計測していくことが可能です．
　指標は，分母が一般病棟に入院し，小児入院医療管理料の算定が可能な15歳未満の患者さんの延入院日数に対して，小児入院医療管理料を算定した日数を分子としています．この計測結果の値を上げていくこと，また，診療科別の分析（図Ⅱ-67）の棒グラフの赤の部分を緑色に変えていくことが当面の目標となり，視覚的に評価できます．

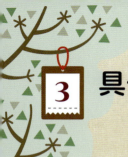
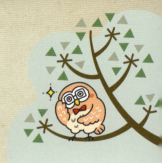

3 具体的な分析例（上級編）

　ここで取り上げる事例は，データの加工方法や分析方法にスキルが必要です．分析に慣れてきたらぜひ取り組んでください．

　1. はシンプルな内容ですが，分析するまでの分析用データを作成する際に，データの抽出や加工が少し難しく一定のスキルが必要です．**2.** は看護必要度評価点数を使った有害事象に関する分析で，研究的な要素も組み込まれており，簡単な統計解析も使っています．

　今回の事例は初級編と同様に分析の一例です．分析方法については，さらによい方法もあるかと思いますが，まずはここでの分析方法を参考にしながら，問題解決に必要な思考と分析スキルを修得し，今後も上級編クラスの分析にチャレンジしてください．

　なお，今回の分析例は 2016 年度時点をベースにしています．したがって，診療報酬点数や重症度，医療・看護必要度評価項目は 2016 年度のものを使っています．

1. 術後感染症予防のための抗菌薬投与状況を可視化してみよう！

　抗菌薬は，感染症の治癒をはじめとして現代医療に大きく貢献しています．一方で，その使用に伴う有害事象が存在していることから適切に使用することが求められています．2015 年に開催された世界保健総会では，薬剤耐性菌対策に関するグローバルアクションプランが採択され，それを受けてわが国でも薬剤耐性 (AMR) 対策アクションプランが 2016 年 4 月に策定されました．このような背景から，厚生労働省から「抗微生物薬適正使用の手引き」が 2017 年 6 月に出されています．

　抗菌薬の使用目的は治療と予防に大別されます．予防的投与については，手術部位感染 (SSI) の減少，耐性菌発現予防，抗菌薬による有害事象の防止，入院期間短縮，コスト削減などを目的として 2016 年に日本化学療法学会と日本外科感染症学会から「術後感染予防抗菌薬適正使用のための実践ガイドライン」が示されています．SSI に対しては，術式ごとに投与する薬剤や投与期間などが細かく定められています．ガイドライン作成にあたっては，とくに投与期間が問題となっていたとされています．

　わが国では，清潔手術は 2 日以内，準清潔手術は 4 日以内の投与が長く推奨されていました．しかし，近年の欧米のガイドラインでは，ほとんどすべての術式が単回，24 時間以内，48 時間以内の短期投与となっています．実際の抗菌薬の使用状況を

考慮して，わが国のガイドラインでも，抗菌薬の投与期間は旧来と比較して短縮されています．

診療プロセスを標準化することが当然となっている今日，クリティカルパスの運用により術後感染症予防のための抗菌薬の使用はかなり標準化されています．しかし，ガイドラインに即した使用が行われているか，パスが適応されていない治療に関する診療プロセスはどうなっているか，といったことは常々評価する必要があります．

ここでは，患者さんごとに診療プロセスを可視化し，必要な改善策を講じる分析の一例として，術後感染症予防のための抗菌薬の投与期間に注目して分析していきます．

分析目的

肝切除術の術後感染症に対する抗菌薬の予防的投与期間が延長している．投与状況を可視化し，術後2日以内の中止率および6日以上の遷延率を算出する．

分析方法

Ⓐ 分析期間
任意の1年間

Ⓑ 分析対象
肝切除術を実施した患者．ただし，入院中複数回手術を行った患者（異なる手術日がある患者），緊急入院の患者，手術前日まで抗菌薬を投与した患者は除外する．

Ⓒ データソース
DPCデータFファイル，抗菌薬マスター (p.126 **表Ⅱ-10**，**11** 参照)．

Ⓓ 解析方法
患者ごとに抗菌薬の投与の有無をプロットし，術後2日以内の中止率および6日以上の遷延率を算出した．

中止率を2日以内とした根拠としては，「術後感染予防抗菌薬適正使用のための実践ガイドライン」によると胆道再建を伴う肝切除の場合，抗菌薬の投与期間は24〜48時間，胆道再建を伴わない場合は単回〜24時間とされている．今回の分析のデータソースであるDPCデータは時間データを保持しないため，データソース上の限界を踏まえて手術後2日を基準にした．

結果

患者ごとの手術日を起算日として抗菌薬投与の有無を**図Ⅱ-68**に示す．「1」と入力されている日が投与ありで，空白が投与されていない日である．この図からは，手術当日しか抗菌薬を投与されていない患者もいれば，12日以上投与されている患者，一度抗菌薬が中止されしばらくして再開した患者が一見できる．

術後2日目（図の左側の赤い線）に注目すると，2日以内で抗菌薬が中止されている

3 具体的な分析例（上級編）

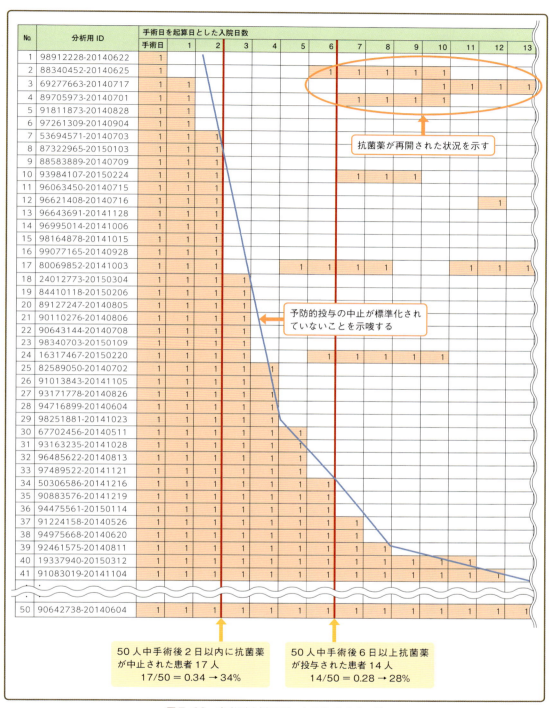

図Ⅱ-68 患者別分析用データの作成イメージ

患者は6人（No.1～17），一方で6日以上連続投与された患者は14人（No.37～50）であり，中止率34%，遷延率28%という結果になった．

考察

今回の結果から，予防的投与の日数は標準化されておらず，患者によって投与期間が異なることがわかった．また，術後2日以内の抗菌薬中止率は34%，術後6日以上の遷延率は28%であった．

国立病院機構が実施している臨床評価指標では，同様の算出ロジックで中止率を手術当日から数えて5日目に抗菌薬を投与されていない率として，その結果を示しており，目標値90%以上，法人の結果では平均77.2%，対象施設の75%以上の中止率が96.9%以上である．また，遷延率については，手術当日から数えて5日後も7日以上連続して投与された率として結果を示しており，目標値は2.5%以下，平均2.4%，75%以上の施設が0%である．これは，症例数が年間10以上あるDPC病院の結果である．

この結果を国立病院機構の臨床評価指標の算出ロジックで算出すると，中止率48%，遷延率20%であり，比較すると中止率は低く，遷延率は高い．抗菌薬投与期間だけでなく，適正使用に向けたパスの導入の検討の必要性を示唆する（→**Column** ❾）．

事例解説

❶ 抗菌薬マスターって何？

IT用語辞典によると，「マスターとは企業内データベースなどで，業務を遂行する際の基礎情報となるデータのこと，また，それらを集約したファイルやデータベースのテーブルなどのことを指し，単にマスタと省略するのが一般的」と記されています．

保険医療情報分野においても情報化に向けて整備されており，一般財団法人医療情報システム開発センター（MEDIS-DC）においてさまざまな標準マスターが開発されています．マスターには，病名マスター，手術・処置マスター，医薬品HOTコードマスターなどがあり，DPCやレセプトデータの分析ではこれらのマスターにある情報がレセプト電算用コードや薬価基準収載医薬品コードなどと紐付いています．

今回の分析のように特定の薬剤を投与した患者さんを抽出する場合もマスターを使います．MEDIS-DCのホームページ（https://www.medis.or.jp/）に標準マスターが公開されているので，それをもとに自院で使っている，もしくは当該病棟で使っている薬剤マスターを作成するとよいでしょう．

DPCやレセプトデータを使う場合は，レセ電算用コードもしくは薬価基準収載医薬品コードで紐付けしていくので，この2つの情報がマスターに入っていれば，データ抽出が可能です（**表Ⅱ-10**）．

3 具体的な分析例（上級編）

Column ❾ 投与パターンによって改善策のアプローチが異なります

　臨床指標（clinical indicator，quality indicator）を使うと，「○○の中止率△△%」という形で対象集団の状況がわかります．患者ごとにみていくと下の図に示すように投与パターンは3つに大別されます．ライン型は投与期間も短く標準化されています．スクエア型はどの患者さんも同じような投与期間が設定されているようにみえますが，延長傾向にあり，トライアングル型は患者さんによって投与期間がばらばらで，標準化されていないことがわかります．

　患者さんごとに投与状況を可視化することで，スクエア型の場合はパスの見直し，トライアングル型はパスの導入という改善策が必要であることが考えられます．

　診療プロセスを患者ごとにみていくと改善策のアプローチが異なることがわかります．可視化ってすごいですね！

型	ライン型	スクエア型	トライアングル型
投与パターン			
投与期間に注目したばらつき	なし	なし	あり
投与期間の標準化	標準化されている	標準化されている（投与期間延長傾向）	標準化されていない
改善策のアプローチ	モニタリング継続	パスの見直し	パスの導入

投与パターンの違いにより，改善策のアプローチが異なる

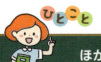

ほかでも使える診療プロセスの可視化

　今回の分析では，抗菌薬の投与状況を題材に患者さんごとの診療プロセスを明示する方法の一つを紹介しました．この方法は色々と応用が可能です．たとえば，「術後のリハビリは何日目から開始しているのか」，「○○手術を実施する患者の画像検査はどのタイミングで行われているのか」などがあげられます．比較的シンプルな方法ですが，患者全体の状況を概観することができ，問題点などの気づきにつながります．ぜひともこの方法でさまざまな診療プロセスを可視化してみてください．

❷ 分析用データ作成のポイント

DPC データの F ファイルから対象術式と実施日を抽出し，同様に DPC データの F ファイルから使用した抗菌薬と実施日を抽出します．

今回の分析では，これまでと少し異なり，縦持ちのデータをある程度加工して 1 患者 1 レコードの形にします．分析に使用する変数を**表Ⅱ-11** に示します．

分析用データの作成手順は，対象術式を抽出した F ファイルと使用抗菌薬の F ファイルを結合させ，手術日から抗菌薬の投与が何日目であるかを算出します（**図Ⅱ-69**）．その後，分析用 ID ごと手術日からの投与日をプロットした表を作成します（**図Ⅱ-68**）．

表Ⅱ-10　抗菌薬マスターのイメージ（1 病棟分）

レセ電算用コード	レセ_診療明細名称	薬価基準収載医薬品コード
621950502	アルベカシン硫酸塩注射液 200mg「ケミファ」　4mL	6119400A4068
621925801	クラビット錠 500mg　（レボフロキサシンとして）	6241013F3027
622030201	クラビット点滴静注バッグ 500mg/100mL	6241402G1024
620004135	スルバシリン静注用 1.5g	6139504F2088
621956101	セフカペンピボキシル塩酸塩錠 100mg「CH」	6132016F2046
621102102	セフメタゾールナトリウム静注用 1g「日医工」	6132408F3172
620008447	ゾシン静注用 4.5　4.5g	6139505F4026
620004155	チエクール点滴用 0.5g　500mg	6139501D2075
621495202	パズクロス点滴静注液 500mg　100mL	6241401G2042
621078103	ピペラシリン Na 注射用 1g「テバ」	6131403D1233
621766401	ホスホマイシンナトリウム静注用 2g「日医工」	6135400F3224
620007520	メロペン点滴用バイアル 0.5g　500mg	6139400D2030
640463091	点滴静注用バンコマイシン 0.5「MEEK」　0.5g	6113400A1030

表Ⅱ-11　分析で使用する変数

変数	データソース	データ型	補足
001_分析用 ID	様式 1	文字型	患者 ID と入院年月日を連結
002_手術年月日	様式 1	日付型	肝切除術 (K695$,K695-2$) を行った日付
003_実施年月日	F ファイル	日付型	抗菌薬を投与した年月日
004_投与日数	新規作成	数値型	実施年月日と手術年月日から算出

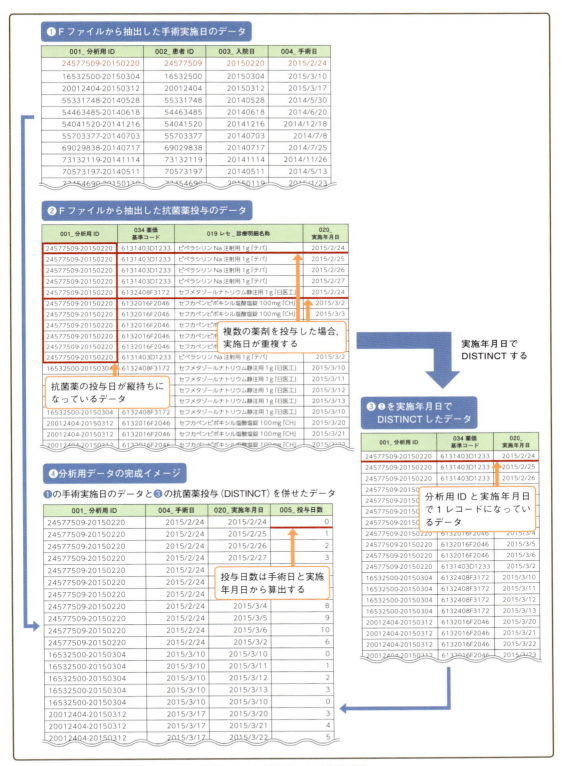

図II-69 分析用データの作成手順

2. 病棟の忙しさと有害事象は関係しているの？

　日々の医療や看護を展開していくうえで，有害事象への対策に向き合うことは不可避です．ナースは患者さんとのかかわりが最も多い職種であるため，有害事象の当事者や第一発見者になることも多いです．また，近年の医療政策の方向性として，病床機能分化，在宅への医療の移行，在院日数の短縮が推し進められています．そのため，入院医療においては病院全体のアクティビティが上がり，患者像も複雑化しています．高齢化もさらに拍車がかかり，医療を展開していくうえで有害事象へのリスクも高まっているといっても過言ではないでしょう．

　ナースが有害事象やヒヤリハットの当事者となる要因として，ナースの年齢，経験年数，所属部署での経験年数，交替制勤務の有無，職場環境などが報告されています．有害事象の発生にはさまざまな要因が複雑に関係しており，有害事象の原因の80～90％はヒューマンエラーであるという報告もあります．ヒューマンエラーは個人の努力だけで解決するものではなく，組織的な取り組み（マネジメント）で解決していく必要があります．

　看護に特化し，かつ標準化されたデータに「重症度，医療・看護必要度に係る評価票」（以下，看護必要度）があります．この看護必要度については第Ⅰ章で詳しく述べていますが（p.20参照），その項目はモニタリングや処置の有無などナースが行うケアの評価，患者さんのADLや認知レベル，手術などの急性期的な医療介入などが日単位で入力され，蓄積されています．このデータにより患者さんの状態や病棟，病院の患者像が一定範囲把握することが可能です．また，このデータは2016年10月よりDPCデータのHファイルとして集積されていますので，その利活用の幅は飛躍的に拡大したといえます．

　一方で，有害事象に関するデータベースとしては，インシデントレポート（ヒヤリハットを含む）があります．病院によっては，多少フォーマットが異なりますがどの病院でも保有している情報です．

　職場環境の一つである病棟の忙しさと入院中の転倒転落に注目して，看護必要度とインシデントレポートを使った分析をしていきます．

分析目的
看護必要度を病棟単位での転倒転落リスク評価に応用できるか検討する．
仮説：病棟単位での看護必要度評価点数が高いと転倒転落も増加する．

分析方法
Ⓐ **対象期間**
任意の10ヵ月（今回は10ヵ月にしているが，必要に応じた期間設定にする）

Ⓑ 分析対象

小児科病棟を除外した一般病棟（ただし，特定集中治療室用およびハイケアユニット用の重症度，医療・看護必要度の対象病棟を除く）

【転倒あり群】
- インシデントレポートが提出された転倒・転落症例
- 転倒転落前日の看護必要度評価点数を分析に使用

【転倒なし群】
- 入院期間中に転倒転落が発生していない症例
- 入院期間中の任意の日の看護必要度評価点数を分析に使用

Ⓒ データソース

患者ごと日ごとの看護必要度評価点数表（看護必要度データ）

DPCデータ（様式1）

インシデントレポート

Ⓓ 解析方法

① 転倒あり群／なし群両群の記述統計

② 看護必要度評価点数と転倒あり群／なし群との比較

③ 病棟別に看護必要度評価点数と転倒転落率の相関を確認

結 果

患者の背景因子を**表Ⅱ-12**に示す．

転倒転落の有無別の看護必要度評価点数の結果を**図Ⅱ-70**に示す．

病棟別に患者1人当たりの看護必要度評価点数と転倒転落発生率については，A項目，B項目，A＋B項目，A＋B＋C項目の点数は転倒転落発生率との間に正の相関を認めた．その中でもA＋B項目の点数との相関係数が最も高かった．転倒転落発生率とA＋B項目の相関を**図Ⅱ-71**に示す．

一般病棟全体の月別1人当たりのA＋B項目点数と転倒転落発生率の状況を**図Ⅱ-72**に示す．

看護必要度評価のA～Cの各項目内容については，p.21 **表Ⅰ-5**を参照する．

考 察

C項目以外で看護必要度評価点数と転倒転落発生率の相関を認めた．病棟単位で1人当たりのA項目とB項目の和が高くなる時期は転倒転落発生率により注意する必要がある．

1月の転倒転落発生事例の増加については（**図Ⅱ-72**），A＋B項目の看護必要度評価点数が高かったこと，つまり，重症症例が多く存在していたことが要因の一つと考えられる．

表Ⅱ-12 転倒転落の有無別患者背景

	転倒あり n=283	転倒なし n=9,894	p
年齢：平均（±SD）	68.6 (14.1)	61.7 (16.6)	< 0.01
64歳以下, n（%）	86 (30.4%)	4,682 (47.3%)	< 0.01
65～74歳, n（%）	76 (26.9%)	2,881 (29.1%)	NS
75～84歳, n（%）	101 (35.7%)	1,926 (19.5%)	< 0.01
85歳以上, n（%）	20 (7.1%)	405 (4.1%)	< 0.05
性別：男性（%）	162 (57.2%)	5,473 (55.3%)	NS
BMI：平均（±SD）	22.0 (3.9)	23.0 (4.1)	< 0.01
18.5 Kg/m² <：件数（%）	35 (17.5%)	894 (10.8%)	< 0.01
25.0 Kg/m² >：件数（%）	47 (23.5%)	2,212 (26.7%)	NS
診療科：内科系（%）	119 (42.0%)	2,887 (29.2%)	< 0.01

転倒あり群では，転倒なし群と比較して高齢，BMI高値であり，内科系症例が多かった．

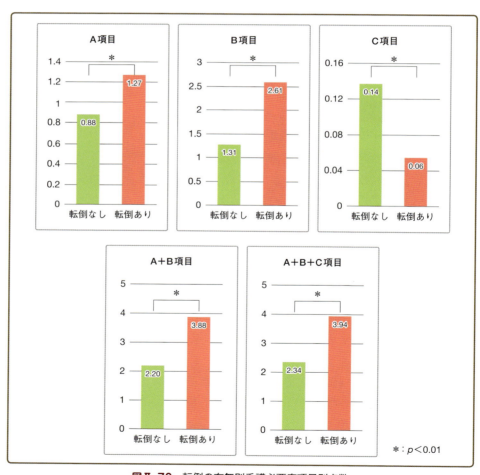

図Ⅱ-70 転倒の有無別看護必要度項目別点数
A項目およびB項目の評価項目は転倒あり群で有意に高い．

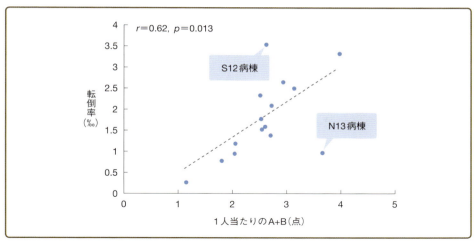

図Ⅱ-71 病棟別看護必要度A+B点数別転倒率
・1人当たりのA項目とB項目の和が高い病棟は転倒率（$r = 0.62$, $p < 0.05$）も高い
・看護必要度A項目とB項目の得点では転倒転落発生率を説明できない病棟もある

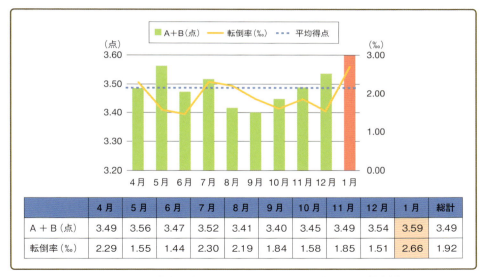

	4月	5月	6月	7月	8月	9月	10月	11月	12月	1月	総計
A＋B（点）	3.49	3.56	3.47	3.52	3.41	3.40	3.45	3.49	3.54	3.59	3.49
転倒率（‰）	2.29	1.55	1.44	2.30	2.19	1.84	1.58	1.85	1.51	2.66	1.92

図Ⅱ-72 月別患者1人当たりA＋B項目の評価点数および転倒率
・1月はA＋B項目点数が最も高い月であり，転倒転落発生率も高い
・A＋B項目では転倒転落発生率を説明できない月もある

　一方で，看護必要度評価項目では転倒転落発生率を評価できない病棟も存在した．そのため，病院全体の結果では看護必要度評価点数と転倒転落発生率の関係を説明できないという結果であったが，S12，N13病棟を除けば，転倒転落発生のリスク評価に活用できる．
　また，病棟単位のリスク評価だけでなく，患者単位のリスク評価としても利用できる可能性がある．

事例解説

❶ 転倒あり群について，転倒転落前日の看護必要度評価点数を利用する際の留意点

看護必要度は，1日に1回評価することになっています．転倒転落当日のデータを使うと，転倒転落後の患者像となる可能性があります．

転倒前日と当日のデータを比較すると患者さんが転倒によりどのくらいADLの低下をきたしたかがわかります．ただし，転倒転落の有無にかかわらず病状によってADLが低下した場合なども転倒転落によるADLの低下として結果に反映されます．これは分析を行ううえでの限界となります．

❷ 転倒転落なし群（対照群）の看護必要度評価点数を入院期間中のランダムな1日を使うのは？

転倒転落なし群（対照群）は，入院期間中のランダムな1日分の看護必要度評価点数を使います．このデータの取り方については，入院○○日目，入院期間の中央値，退院○○日前などの方法はいくつか考えられます．入院・退院○○日という取り方は，入院日に設定すると状態が悪いほうに偏る可能性がありますし，逆に退院日よりにすると状態がよくなっているほうに偏る可能性があります．また，日数で定義すると在院日数が短い患者さんは分析対象から外れる可能性もあります．一方で，転倒転落事象の発生は投与している薬剤，患者さんのADLや年齢などに影響する可能性がありますが，入院日数からみると規則性はないと考えられます．今回の分析はこのような前提で，転倒転落なし群の看護必要度評価点数は入院期間中のランダムな1日を抽出します．

❸ 看護必要度評価点数を使う際の注意点

看護必要度は，「急性期入院基本料，特定機能病院入院基本料，10対1専門病院入院基本料及び地域包括ケア病棟入院料（医療管理料も含む）を届け出ている病棟に入院している患者（産科患者及び15歳未満の小児患者は除く）に対して作成する（2018年度時点）」ことになっています．したがって，短期滞在手術等基本料を算定する患者さんはこの評価の報告対象となっていません．しかし，今回のような特定集中治療室，ハイケアユニットを除くいわゆる一般病棟の評価には短期滞在手術等基本料対象患者を含めた分析のほうが適しています．

DPCデータのHファイル（平成30年度から）には，「重症度，医療・看護必要度」，「短期滞在手術等基本料算定症例」，「年齢が15歳未満」，「産科の患者」のいずれかを入力するようになっています．分析の目的に応じて使い分けるとよいです．

④ 分析用データ作成のポイント

第Ⅱ章 **2.** (p.61〜69) と同様の手順で行い，1患者1入院が1行（1レコード）になるように分析用データをつくります．

まずは，任意の期間（今回の事例は10ヵ月分）で，小児を除く一般病棟に入院した患者さんを対象としているので，小児科と救急科およびICUの病棟を除いたデータを取得します．

今回の分析では，様式1をベースに分析用データを作成します．分析に使用する変数は**表Ⅱ-13**のとおりです．「001_分析ID」〜「009_診療科名」までは第Ⅱ章 **2.** と同様です．

「010_身長」と「011_体重」は様式1に入院時点の情報が入力されています．これらの情報を使ってBMIを計算します．インシデントレポートから転倒転落患者の情報を抽出し，分析用データに連結します．

表Ⅱ-13 分析に使用する変数

変数	データソース	データ型	補足
001_分析用ID	新規作成	文字型	患者IDと入院年月日を連結したIDを作成する
002_患者ID	様式1	文字型	
003_性別	様式1	文字型	
004_入院年月日	様式1	文字型	
005_退院年月日	様式1	文字型	
006_在院日数	様式1	数値型	様式1には入院年月日と退院年月日から算出する
007_年齢	新規作成	数値型	様式1にある生年月日より入院年月日時点の年齢を算出する
008_診療科コード	様式1	文字型	
009_診療科名	新規作成	文字型	各病院で管理している診療科コードのマスターからデータを取得する
010_身長	様式1	数値型	
011_体重	様式1	数値型	
012_BMI	新規作成	数値型	身長と体重から算出する
013_病棟	看護必要度データ	文字型	
014_転倒有無	インシデントレポート	数値型	転落含む
015_転倒日	インシデントレポート	数値型	
016_転倒前日	新規作成	数値型	転倒転落患者の前日の看護必要度データを取得する際に使う
017_連結用ID	新規作成	文字型	患者IDと「転倒した日-1（文字型）」を-でつないだ変数
018_A項目点数	看護必要度データ	数値型	転倒転落患者：転倒転落前日のA〜C項目の点数の各項目別の合計
019_B項目点数	看護必要度データ	数値型	非転倒転落患者：入院期間中のランダムな1日のA〜C項目の点数の各項目別の合計
020_C項目点数	看護必要度データ	数値型	

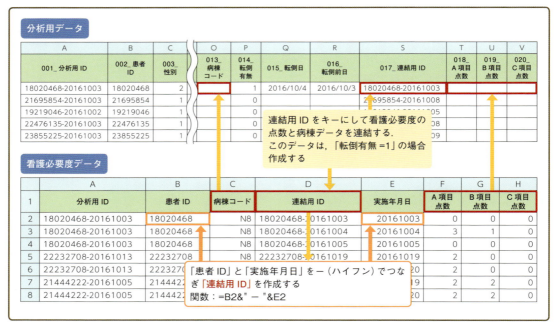

図Ⅱ-73 転倒転落ありの患者の看護必要度評価点数の連結イメージ

「014_転倒転落の有無」の変数を追加します．転倒転落した日はインシデントレポートから抽出し，分析用データと連結します．患者さんの状態像の情報は，転倒転落した前日の看護必要度評価点数を使うので，「016_転倒転落した前日」の日付も変数として追加します．

「013_病棟」，「018_A項目点数」，「019_B項目点数」，「020_C項目点数」，は看護必要度のデータから取得します．

次に分析用データに看護必要度データを連結していきます（**図Ⅱ-73**）．

まず，「転倒転落あり」の患者さんの看護必要度と病棟のデータを分析用データに連結します．看護必要度は日々取得されていますので，転倒した前日の看護必要度を抽出するために，連結用IDと看護必要度データ側に作成した「患者ID-実施年月日」の変数をキーにしてVLOOKUP関数を使ってA項目，B項目，C項目，該当する日の病棟のデータを連結します．

次に，「転倒転落なし」の患者の看護必要度データを分析用データに連結します．「転倒転落なし」の患者データは入院期間中のランダムな1日を取得します．ランダムな1日の取り方についてはさまざまなやり方がありますが，今回は，乱数を発生させてSUMPRODUCT関数を使ったやり方を紹介します．

看護必要度データ側から「転倒有無＝0」のレコードを抽出します．抽出したら**図Ⅱ-74**の手順に従って，まず，①「乱数」と「ランク」の変数を追加します．次に，②乱数のセルに［＝RAND()］と入力し乱数を発生させます．③「ランク」のセルに［＝

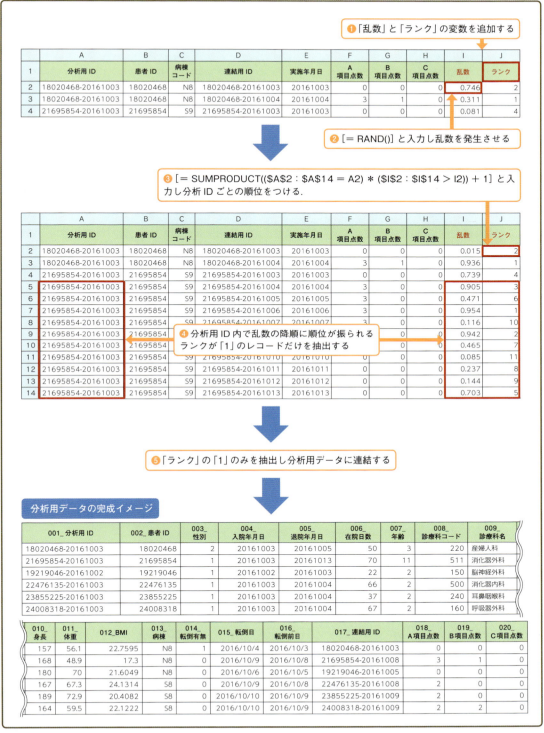

図Ⅱ-74　入院期間中のランダムな1日の選択方法

SUMPRODUCT（（A2：A14＝A2）＊（I2：I14＞I2））＋1」と入力し分析用 ID ごとの順位をつけます．そうすると，④分析用 ID 内で乱数の降順に順位が出力されます．⑤「ランク＝1」だけのレコードを抽出すると入院期間中のランダムな1日を選択したことになります．抽出できたら，分析用データにそのデータを連結します．

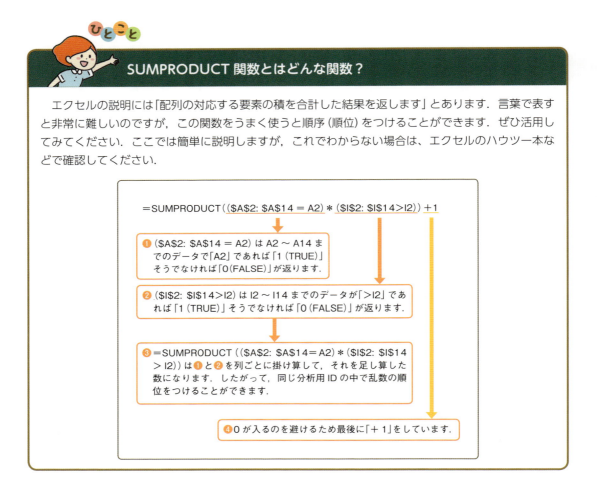

参考図書・URL

第Ⅰ章　ナースにとっての分析の意義と必要な基礎知識

1) 丸山健夫：ナイチンゲールは統計学者だった！ 日科技連出版社，2008．
2) 金井一薫（編著）：ナイチンゲールの看護覚え書．西東社，2014．
3) ヒュー・スモール（著），田中京子（訳）：ナイチンゲール神話と真実．みずほ書房，2003．
4) Joint Commission International：病院認定基準―大学医療センター病院向けの基準を含む．第6版，2017．
5) 岩渕 豊：日本の医療政策―成り立ちと仕組みを学ぶ．中央法規出版，2013．
6) 内閣官房：社会保障と税一体改革［http://www.cas.go.jp/jp/seisaku/syakaihosyou/（2018年6月閲覧）］
7) 首相官邸：社会保障制度改革推進本部［http://www.kantei.go.jp/jp/singi/shakaihoshoukaikaku/（2018年6月閲覧）］
8) 松田晋哉：地域医療構想をどう策定するか．医学書院，2015．

第Ⅱ章　データ分析の超実践法

1) 総務省：統計法（平成19年法律第53号）［http://www.soumu.go.jp/toukei_toukatsu/index/seido/houbun2n.htm（2018年6月閲覧）］
2) 早川和希，飯島康之：統計的探求プロセスの学習指導に関する実践例―探究サイクルを回すことを視野に入れて．日本化学教育学会研究会研究報告 2017；31（8）：71-74．
3) 渡辺美智子：不確実性の数理と統計的問題解決力の育成―次期学習指導要領の改訂に向けて．日本数学教育学会誌 2014；96（1）：33-37．
4) Wild CJ, Pfannkuch M: Statistical Thinking in Empirical Enquiry. International Statistical Review 1999; 67（3）: 223-248．
5) 総務省：生徒のための統計活用～基礎編～．総務省政策統括官（統計基準担当）付統計企画管理官室，2016（http://www.soumu.go.jp/main_content/000425144.pdf）．
6) 酒井麻衣子：SPSS完全活用法―データの入力と加工．東京図書，2016．
7) B. S. エヴェリット（著），宮原英夫，池田憲昭，鶴田陽和（訳）：医学統計学辞典．朝倉書店，2006．
8) 厚生労働省：地域医療構想［http://www.mhlw.go.jp/stf/seisakunitsuite/bunya/0000080850.html（2018年6月閲覧）］
9) 医学通信社（編）：DPC点数早見表2018年4月版―診断群分類樹形図と包括点数・対象疾患一覧．医学通信社，2018．
10) 首相官邸：国際的に脅威となる感染症対策関係閣僚会議，薬剤耐性（AMR）対策アクションプラン［https://www.kantei.go.jp/jp/singi/kokusai_kansen/（2018年6月閲覧）］
11) 厚生労働省健康局結核感染症課（編）：抗微生物薬適正使用の手引き．2017（http://www.mhlw.go.jp/file/06-Seisakujouhou-10900000-Kenkoukyoku/0000166612.pdf）．
12) 日本化学療法学会，日本外科感染症学会（編）：術後感染症予防抗菌薬適正使用のための実践ガイドライン．日本外科感染症学会雑誌 2016；13（2）：79-158，2016．
13) 日本感染症学会，日本化学療法学会（編）：抗菌薬使用のガイドライン．協和企画，2005．
14) 国立病院機構：臨床評価指標 Ver.3.1 計測マニュアル，2017［https://www.hosp.go.jp/cnt1-1_0000840927.html（2018年6月閲覧）］
15) 河野龍太郎：医療におけるヒューマンエラー―なぜ間違えるどう防ぐ．医学書院，2014．

参考資料①【様式1】

大項目	必須条件等有	小項目	内容（入力様式等）
1. ヘッダ部	○	(1) 施設コード	都道府県番号（2桁）＋医療機関コード（7桁） 例　011234567　※前ゼロ必須
	○	(2) データ識別番号	0～9からなる10桁の数字 例　0123456789　※前ゼロ必須
	○	(3) 入院年月日	0～9からなる8桁の数字　YYYYMMDD 例　2018年4月1日→20180401
	○	(4) 回数管理番号	入院時間が早いものから順に1, 2, 3とする．同日入退院でない症例については0とする
	○	(5) 統括診療情報番号	1入院サマリは0．転棟の度に1, 2, 3とする．一連となる7日以内の再入院はAとする
2. ペイロード部	○	(1) コード	ペイロード部の情報種別（ペイロード種別）を表すコードを入力する（次表【ペイロード項目】―「コード」参照）
	○	(2) バージョン	新設された年度を表すコードを入力する（次表【ペイロード項目】―「バージョン」を参照） 例　平成30年度に新設された→"20180401"
	○	(3) 連番	連番が規定されている場合は，レコード順に"1"から入力する．連番が規定されていない場合は"0"を入力する
	※	(4) ペイロード1（日付等）	(1) コードで規定された内容をそれぞれ入力する（次表【ペイロード項目】―「内容」を参照） 「ペイロード1」には【ペイロード項目】―「ペイロード番号」が1の内容を，「ペイロード2」には【ペイロード項目】―「ペイロード番号」が2の内容を入力する．以下同様 内容が規定されていない場合や情報がない場合は，空欄（Null）とする
	※	(5) ペイロード2（コード等）	
	※	(6) ペイロード3	
	※	(7) ペイロード4	
	※	(8) ペイロード5	
	※	(9) ペイロード6	
	※	(10) ペイロード7	
	※	(11) ペイロード8	
	※	(12) ペイロード9（可変長文字列）	

○：必須
※：次表【ペイロード項目】―「レコード必須条件等有」欄および「項目必須条件有」欄を参照
「ペイロード1」から「ペイロード9」のすべての項目が空欄（Null）の場合は，当該レコードを作成しない．

ペイロード部のバージョンについて
【ペイロード項目】のバージョンについては，以下のとおりとなる．

コード	バージョン
ア	20140401
イ	20160401
ウ	20180401

コード	ペイロード種別	レコード必須条件等有	バージョン	連番	ペイロード番号	項目必須条件有	項目名	内容（入力様式等）
A000010	患者属性	○	ア	−	1	○	生年月日	0～9からなる8桁の数字　YYYYMMDD 例　1970年5月1日→19700501
					2	○	性別	1．男　2．女
					3	○	患者住所地域の郵便番号	0～9からなる7桁の数字 例　〒100-8916→1008916　※前ゼロ必須
A000020	入院情報	○	ア	−	1	○	入院年月日	0～9からなる8桁の数字　YYYYMMDD 例　2018年4月1日→20180401
					2	○	入院経路	入力要領を参照
					3	※A	他院よりの紹介の有無	0．無　1．有
					4	※A	自院の外来からの入院	0．無　1．有
					5	※A	予定・救急医療入院	入力要領を参照
					6	※A	救急車による搬送の有無	0．無　1．有
					7	※A	入院前の在宅医療の有無	0．無　1．当院が提供　2．他施設が提供　9．不明
					8	※B	自傷行為・自殺企図の有無	1．縊頸　2．飛び降り・飛び込み　3．服毒　4．過量服薬　5．刃物等による自傷（手首自傷を除く）　6．手首自傷　7．その他　9．無
A000030	退院情報	○	ア	−	1	○	退院年月日	0～9からなる8桁の数字　YYYYMMDD 例　2018年4月1日→20180401
					2	○	退院先	入力要領を参照
					3	○	退院時転帰	入力要領を参照
					4	○	24時間以内の死亡の有無	0．入院後24時間以内の死亡なし 1．入院後24時間以内の死亡あり 2．救急患者として搬送され，入院前に処置室，手術室等で死亡あり
					5	※C	退院後の在宅医療の有無	0．無　1．当院が提供　2．他施設が提供　9．不明
A000031	様式1対象期間	○	ア	−	1	○	様式1開始日	0～9からなる8桁の数字 YYYYMMDD 例　2018年6月1日→20180601
					2	○	様式1終了日	0～9からなる8桁の数字 YYYYMMDD 例　2018年6月1日→20180601
A000040	診療科	○	ア	−	2	○	診療科コード	「医療資源を最も投入した傷病名」を診療した科のコードを記入※前ゼロ必須
					3	○	転科の有無	0．無　1．有
A000050	病棟	○	ア	−	2	○	調査対象となる一般病棟への入院の有無	入力要領を参照
					3	○	調査対象となる精神病棟への入院の有無	入力要領を参照
					4	○	調査対象となるその他の病棟への入院の有無	入力要領を参照
A000060	診療目的・経過	○	ア	−	2	○	入院中の主な診療目的	1．診断・検査のみ　2．教育入院　3．計画された短期入院の繰り返し（化学療法，放射線療法，抜釘）　4．その他の加療
					3	○	治験実施の有無	0．無　1．有
A000070	前回退院	○	ア	−	1	○	前回退院年月日	0～9からなる8桁の数字　YYYYMMDD 例　2018年6月1日→20180601
					2	○	前回同一傷病で自院入院の有無	0～9からなる8桁の数字　YYYYMMDD 例　2018年6月1日→20180601
A000080	再入院調査	※1	ア	−	2	○	再入院種別	1．計画的再入院　2．計画外の再入院
					3	○	理由の種別	入力要領を参照
					9	※D	自由記載欄	全角100文字以内で内容を入力
A000090	再転棟調査	※2	ア	−	2	○	再転棟種別	1．計画的再転棟　2．計画外の再転棟
					3	○	理由の種別	入力要領を参照
					9	※E	自由記載欄	全角100文字以内で内容を入力
A001010	患者プロファイル／身長・体重	○	ア	−	2	○	身長	センチメートル単位入力　例　156
					3	○	体重	キログラム単位入力（小数点第一位まで） 例　52.5，53.0

○：必須　▲：ある場合必須　◇：任意
※Ａ：A000020 入院情報②入院経路が"1"，"4"，"5"の場合に入力する
※Ｂ：A000020 入院情報②入院経路が"0"，"1"，"4"，"5"の場合で精神病棟グループに属する入院がある場合に入力する
※Ｃ：A000030 退院情報②退院先が"1"～"a"の場合に入力する
※Ｄ：A000080 再入院調査③理由の種別が"その他"の場合に入力する
※Ｅ：A000090 再転棟調査③理由の種別が"その他"の場合に入力する
※１：一般病棟グループ間で4週間以内に再入院した場合（一般病棟グループに入院していた患者が，当該病棟より退院した日の翌日または転棟した日から起算して4週間以内に一般病棟グループに再入院した場合）であって，A000050 病棟②調査対象となる一般病棟への入院の有無のみが"有"となっている再入院した様式1（親様式もしくは子様式）に入力する
※２：1入院内で一般病棟グループから一般病棟グループ以外へ転棟しており，その後一般病棟グループへ再転棟した場合に入力する

コード	ペイロード種別	レコード必須条件等有	バージョン	連番	ペイロード番号	項目必須条件有	項目名	内容（入力様式等）
A001020	患者プロファイル/喫煙指数	○	ア	－	2	○	喫煙指数	喫煙指数＝1日の喫煙本数×喫煙年数
A001030	患者プロファイル/褥瘡	◇	ア	○	1	○	入棟日	0～9からなる8桁の数字　YYYYMMDD　例　2018年6月1日→20180601
					2	○	退棟日	0～9からなる8桁の数字　YYYYMMDD　例　2018年6月1日→20180601
					3	○	入棟時の褥瘡の有無	入力要領を参照
					4	○	退棟時の褥瘡の有無	入力要領を参照
A002010	妊婦情報	○	ア	－	2	○	現在の妊娠の有無	0. 無　1. 有　2. 不明
					3	※F	入院時の妊娠週数	2桁の数字
A003010	出生児情報	※3	ア	－	2	○	出生時体重	グラム単位入力　例　3000
					3	○	出生時妊娠週数	0～9からなる2桁の数字
A004010	高齢者情報	※4	ア	－	2	○	認知症高齢者の日常生活自立度判定基準	0. 無し　1. Ⅰ　2. Ⅱ　3. Ⅲ　4. Ⅳ　5.M
A004020	要介護度	※5	ウ	－	2	○	要介護度	0. 無　1. 要支援1　2. 要支援2　3. 要介護1　4. 要介護2　5. 要介護3　6. 要介護4　7. 要介護5　8. 申請中　9. 不明
A004030	要介護情報	※5	ウ	－	1	○	算定開始日	0～9からなる8桁の数字　YYYYMMDD　例　2018年6月1日→20180601
					2	○	算定終了日	0～9からなる8桁の数字　YYYYMMDD　例　2018年6月1日→20180601
					3	○	低栄養の有無（算定開始時）	0. 無　1. 有　9. 当該判断を行っていない場合
					4	○	摂食・嚥下機能障害の有無（算定開始時）	0. 無　1. 有　9. 当該判断を行っていない場合
					5	○	低栄養の有無（算定終了時）	0. 無　1. 有　9. 当該判断を行っていない場合
					6	○	摂食・嚥下機能障害の有無（算定終了時）	0. 無　1. 有　9. 当該判断を行っていない場合
A006010	診断情報/主傷病	○	ア	－	2	○	ICD10コード	主傷病に対するICD10
					3	－	空欄	空欄
					4	○	傷病名コード	レセプト電算処理用の傷病名コード
					5	※G	修飾語コード	レセプト電算処理用の修飾語コード
					6	※G	修飾語コード	レセプト電算処理用の修飾語コード
					7	※G	修飾語コード	レセプト電算処理用の修飾語コード
					8	※G	修飾語コード	レセプト電算処理用の修飾語コード
					9	○	主傷病名	退院時サマリの主傷病欄に記入された傷病名
A006020	診断情報/入院契機	○	ア	－	2	○	ICD10コード	入院の契機となった傷病名に対するICD10
					3	－	空欄	空欄
					4	○	傷病名コード	レセプト電算処理用の傷病名コード
					5	※G	修飾語コード	レセプト電算処理用の修飾語コード
					6	※G	修飾語コード	レセプト電算処理用の修飾語コード
					7	※G	修飾語コード	レセプト電算処理用の修飾語コード
					8	※G	修飾語コード	レセプト電算処理用の修飾語コード
					9	○	入院の契機となった傷病名	入院の契機となった傷病名
A006030	診断情報/医療資源	○	ア	－	2	○	ICD10コード	医療資源を最も投入した傷病名に対するICD10
					3	※H	病名付加コード	入力要領を参照
					4	○	傷病名コード	レセプト電算処理用の傷病名コード
					5	※G	修飾語コード	レセプト電算処理用の修飾語コード
					6	※G	修飾語コード	レセプト電算処理用の修飾語コード
					7	※G	修飾語コード	レセプト電算処理用の修飾語コード

○：必須　▲：ある場合必須　◇：任意
※F：A002010 妊婦情報②現在の妊娠の有無が"1"の場合は入力する
※G：ある場合は必須．入力の際はペイロード番号の小さいものから順次使用する
※H：A006030 診断情報/医療資源②ICD10コードがC340, C341, C342, C343, C348, C349, C445, C493, C73, C783, C788, C792, C795, C798, C859, D139, D180, D181, D213, D360, D361, D367, D376, D377, D481, D485, G618, I50$, J841, S364$, S368$, S378$に該当する場合に入力する
※3：新生児疾患の場合は入力する
※4：65歳以上の患者，または40歳以上の介護保険が適用されている患者の場合は入力する
※5：療養病棟へ入院し，療養病棟入院基本料を算定している期間が様式1開始日から様式1終了日までにある場合に入力する

コード	ペイロード種別	レコード必須条件等有	バージョン	連番	ペイロード番号	項目必須条件有	項目名	内容（入力様式等）
A006030	診断情報／医療資源	○	ア	—	8	※G	修飾語コード	レセプト電算処理用の修飾語コード
					9	○	医療資源を最も投入した傷病名	医療資源を最も投入した傷病名でレセプトと請求した手術等の診療行為と一致する傷病名
A006031	診断情報／医療資源2	▲	ア	—	2	○	ICD10コード	医療資源を2番目に投入した傷病名に対するICD10
					3	—	空欄	空欄
					4	○	傷病名コード	レセプト電算処理用の傷病名コード
					5	※G	修飾語コード	レセプト電算処理用の修飾語コード
					6	※G	修飾語コード	レセプト電算処理用の修飾語コード
					7	※G	修飾語コード	レセプト電算処理用の修飾語コード
					8	※G	修飾語コード	レセプト電算処理用の修飾語コード
					9	○	医療資源を2番目に投入した傷病名	医療資源を2番目に投入した傷病名
A006040	診断情報／併存症	▲	ア	○	2	○	ICD10コード	入院時併存症名に対するICD10
					3	—	空欄	空欄
					4	○	傷病名コード	レセプト電算処理用の傷病名コード
					5	※G	修飾語コード	レセプト電算処理用の修飾語コード
					6	※G	修飾語コード	レセプト電算処理用の修飾語コード
					7	※G	修飾語コード	レセプト電算処理用の修飾語コード
					8	※G	修飾語コード	レセプト電算処理用の修飾語コード
					9	○	入院時併存症名	入院時点ですでに存在していた傷病名
A006050	診断情報／続発症	▲	ア	○	2	○	ICD10コード	入院後発症疾患名に対するICD10
					3	—	空欄	空欄
					4	○	傷病名コード	レセプト電算処理用の傷病名コード
					5	※G	修飾語コード	レセプト電算処理用の修飾語コード
					6	※G	修飾語コード	レセプト電算処理用の修飾語コード
					7	※G	修飾語コード	レセプト電算処理用の修飾語コード
					8	※G	修飾語コード	レセプト電算処理用の修飾語コード
					9	○	入院後発症疾患名	入院中に発生した傷病名
A006060	診断情報／難病	▲	イ	—	2	○	難病の告示番号1	告示番号
					3	○	医療費助成の有無1	0. 無　1. 有
					4	▲	難病の告示番号2	告示番号
					5	※I	医療費助成の有無2	0. 無　1. 有
A007010	手術情報	▲	ア	○	1	○	手術日	0〜9からなる8桁の数字　YYYYMMDD　例　2018年7月1日→20180701
					2	○	点数表コード	医科診療報酬点数表における手術料に関わるコード
					3	○	手術基幹コード	外科系学会社会保険委員会連合（外保連）が作成する外保連試案の手術の基幹コード（STEM7）
					4	○	手術回数	1. 初回　2. 再手術
					5	○	手術側数	0. 左右の区別のないもの　1. 右側　2. 左側　3. 左右
					6	○	麻酔	1. 全身麻酔　2. 硬膜外麻酔　3. 脊椎麻酔　4. 静脈麻酔　5. 局所麻酔　6. 全麻＋硬膜外　7. 脊椎＋硬膜外　8. その他　9. 無
					9	○	手術名	名称
ADL0010	ADLスコア／入院時	※6	ア	—	2	○	入院時のADLスコア	10項目の評価視点について数字10桁で記入　例　1211111100
ADL0020	ADLスコア／退院時	※7	ア	—	2	○	退院時のADLスコア	10項目の評価視点について数字10桁で記入　例　1211111100
CAN0010	がん患者／初発・再発	※8	ア	—	2	—	空欄	空欄
					3	○	がんの初発，再発	0. 初発　1. 再発
CAN0020	がん患者／UICC TNM	※9	ア	—	2	—	空欄	空欄
					3	○	UICC病期分類（T）	入力要領を参照
					4	○	UICC病期分類（N）	入力要領を参照
					5	○	UICC病期分類（M）	入力要領を参照
					6	○	UICC病期分類（版）	6. 第6版　7. 第7版　8. 第8版

○：必須　▲：ある場合必須　◇：任意
※I：A006060 診断情報／難病④告示番号に入力がある場合は入力する
※6：15歳以上の場合は入力する．ただし，産科の患者は除く
※7：15歳以上の場合は入力する．ただし，死亡退院・産科の患者は除く
※8：A000050 病棟②調査対象となる一般病棟への入院の有無のみが"有"となっているもので，医療資源を最も投入した傷病名が悪性腫瘍に該当する場合は入力する
※9：がんの初発，再発が初発である場合は入力する．ただし，造血器腫瘍，副腎および脳腫瘍を除く

コード	ペイロード種別	レコード必須条件等有	バージョン	連番	ペイロード番号	項目必須条件有	項目名	内容（入力様式等）
CAN0030	がん患者/Stage	※10	ア	―	2	―	空欄	空欄
					3	○	癌取扱い規約に基づくがんのStage分類	入力要領を参照
CAN0040	がん患者/化学療法の有無	○	ア	―	2	―	空欄	空欄
					3	○	化学療法の有無	0. 無　1. 有（経口）　2. 有（皮下）　3. 有（経静脈または経動脈）　4. 有（その他）
FIM0010	FIM	※11	イ	○	1	○	入棟日	0～9からなる8桁の数字　YYYYMMDD　例　2018年7月1日→20180701
					2	※J	退棟日	0～9からなる8桁の数字　YYYYMMDD　例　2018年7月1日→20180701
					3	○	入棟時FIM得点	入力要領を参照
					4	※J	退棟時FIM得点	入力要領を参照
					5	◇	入棟時体重	キログラム単位入力（小数点第一位まで）　例　52.5, 53.0
					6	◇	退棟時体重	キログラム単位入力（小数点第一位まで）　例　52.5, 53.0
JCS0010	JCS/入院時	○	ア	―	2	○	入院時意識障害がある場合のJCS	0. 無　1. 有（1～300）R. 不穏　I. 糞尿失禁　A. 自発性喪失　例　意識レベル3で自発性喪失の場合は「3A」と記録
JCS0020	JCS/退院時	※12	ア	―	2	○	退院時意識障害がある場合のJCS	0. 無　1. 有（1～300）R. 不穏　I. 糞尿失禁　A. 自発性喪失　例　意識レベル3で自発性喪失の場合は「3A」と記録
M010010	脳卒中患者/入院前	※13	ア	―	2	○	発症前Rankin Scale	入力要領を参照
					3	○	脳卒中の発症時期	入力要領を参照
M010020	脳卒中患者/退院時	※13	ア	―	2	○	退院時modified Rankin Scale	入力要領を参照
M010030	脳腫瘍患者/テモゾロミド	※14	ア	―	2	○	テモゾロミド（初回治療）の有無	0. 無　1. 有
M040010	MDC04患者/Hugh-Jones	※15	ア	―	2	○	Hugh-Jones分類	入力要領を参照
M040020	肺炎患者/重症度	※16	ア	―	2	○	肺炎の重症度分類	入力要領を参照
					3	○	医療介護関連肺炎に該当の有無	0. 無　1. 有
M050010	心疾患者/NYHA	※17	ア	―	2	○	NYHA心機能分類	1. レベルⅠ　2. レベルⅡ　3. レベルⅢ　4. レベルⅣ
M050020	狭心症，慢性虚血性心疾患者情報/CCS	※18	ア	―	2	○	狭心症，慢性虚血性心疾患（050050）における入院時の重症度：CCS分類	入力要領を参照
M050030	急性心筋梗塞患者情報/Killip	※19	ア	―	2	○	急性心筋梗塞（050030）における入院時の重症度：Killip分類	入力要領を参照
M050040	心不全患者/血行動態的特徴	※20	イ	―	3	○	収縮期血圧	1. 100mmHg未満　2. 100mmHg以上，140mmHg以下　3. 140mmHg超
M060010	肝硬変患者情報/Child-Pugh	※21	ア	―	2	○	肝硬変のChild-Pugh分類	Bil=1, Alb=2, 腹水=1, 脳症=3, PT=2の場合は"12132"と記入
M060020	急性膵炎患者情報/重症度	※22	ア	―	2	○	急性膵炎の重症度分類	入力要領を参照

○：必須　▲：ある場合必須　◇：任意
※J：死亡退院の場合以外は入力する
※10：がんの初発、再発が初発である場合は入力する．ただし、消化器系癌（大腸癌、肝癌、胆道癌、膵臓癌）、骨腫瘍、悪性リンパ腫、副腎に限る
※11：回復期リハビリテーション病棟入院料を算定した期間が様式1開始日から様式1終了日までの間にある場合は入力する
※12：死亡退院以外の場合は入力する
※13：医療資源を最も投入した傷病名が010020, 010040～010070に定義される傷病名の場合は入力する
※14：医療資源を最も投入した傷病名が010010に定義される傷病名の場合は入力する
※15：医療資源を最も投入した傷病名がMDC04に定義される傷病名の場合（6歳未満の小児で分類不能な場合，04026xに定義される傷病名の場合は除く）は入力する
※16：15歳以上で、医療資源を最も投入した傷病名が040070, 040080に定義される傷病名の場合は入力する
※17：主病名あるいは医療資源を最も投入した傷病名、医療資源を2番目に投入した傷病名のいずれかにI110, I130, I132, I270, I272, I279を入力した場合に入力する
※18：医療資源を最も投入した傷病名が050050に定義される傷病名の場合は入力する
※19：医療資源を最も投入した傷病名が050030に定義される傷病名の場合は入力する
※20：次のいずれかに該当する場合は入力必須となる。「A006030 診断情報／医療資源」について②ICD10コードがI50$であって、③病名付加コードが'30101'（急性心不全）または'30102'（慢性心不全の急性増悪）である場合または「A006010 診断情報／主傷病」または「A006031 診断情報／医療資源2」について②ICD10コードがI50$であって、病態が病名付加コード'30101'または'30102'に相当すると考えられる場合
※21：診断情報で入力した傷病名のいずれかが060300に定義される傷病名の場合は入力する
※22：医療資源を最も投入した傷病名が060350に定義される傷病名の場合は入力する

コード	ペイロード種別	レコード必須条件等有	バージョン	連番	ペイロード番号	項目必須条件有	項目名	内容（入力様式等）
M070010	関節リウマチ患者情報/分子標的薬	※23	ア	－	2	○	抗リウマチ分子標的薬の初回導入治療の有無	0. 無　1. 有
M120010	産科患者情報/分娩	※24	ア	－	2	○	入院周辺の分娩の有無	1. 入院前1週間以内に分娩あり　2. 入院中に分娩あり　3. その他
					3	※K	分娩時出血量	分娩時出血量をミリリットル単位で記入
M160010	熱傷患者情報/BurnIndex	※25	ア	－	2	○	BurnIndex	0～100の数字
M170010	精神疾患・認知症患者情報/入院時GAF	※26	ア	－	2	○	入院時GAF尺度	入力要領を参照
M170020	精神保健福祉法に関する情報	※26	ア	－	2	○	精神保健福祉法における入院形態	1. 任意入院　2. 医療保護入院　3. 措置入院　4. 応急入院
					3	○	精神保健福祉法に基づく隔離日数	日数を記入（単位 日）
					4	○	精神保健福祉法に基づく身体拘束日数	日数を記入（単位 日）
M180010	SOFAスコア/特定集中治療室	※27	ウ	○	1	－	空欄	空欄
					2	○	入室日当日測定日	0～9からなる8桁の数字　YYYYMMDD　例　2018年7月1日→20180701
					3	○	入室日翌日測定日	0～9からなる8桁の数字　YYYYMMDD　例　2018年7月1日→20180701
					4	○	退室日測定日	0～9からなる8桁の数字　YYYYMMDD　例　2018年7月1日→20180701
					5	－	空欄	空欄
					6	○	入室日当日測定値	6項目の評価視点（機能）について数字6桁で記入　例　341201
					7	※L	入室日翌日測定値	6項目の評価視点（機能）について数字6桁で記入　例　341201
					8	○	退室日測定値	6項目の評価視点（機能）について数字6桁で記入　例　341201
M180011	SOFAスコア/敗血症	※28	ウ	○	1	－	空欄	空欄
					2	○	治療開始日当日測定日	0～9からなる8桁の数字　YYYYMMDD　例　2018年7月1日→20180701
					3	○	治療開始日翌日測定日	0～9からなる8桁の数字　YYYYMMDD　例　2018年7月1日→20180701
					4	－	空欄	空欄
					5	－	空欄	空欄
					6	○	治療開始日当日測定値	6項目の評価視点（機能）について数字6桁で記入　例　341201
					7	※M	治療開始日翌日測定値	6項目の評価視点（機能）について数字6桁で記入　例　341201
					8	－	空欄	空欄
M180020	pSOFAスコア/特定集中治療室	※29	ウ	○	1	－	空欄	空欄

○：必須　▲：ある場合必須　◇：任意

※K：M120010 産科患者/分娩②入院周辺の分娩の有無が"1"、"2"の場合は入力する
※L：M180010 SOFAスコア/特定集中治療室③入室日翌日測定日が"99999999"の場合以外は入力する
※M：M180011 SOFAスコア/敗血症③治療開始日翌日測定日が"99999999"の場合以外は入力する
※23：医療資源を最も投入した傷病名が070480に定義される傷病名で、かつ、インフリキシマブを使用した場合は入力する
※24：医療資源を最も投入した傷病名が120130、120140、120160、120170、120180、120200、120210、120260、120270に定義される傷病名の場合は入力する
※25：診断情報で入力した傷病名のいずれかが161000に定義される場合入力。ない場合は空欄（Null）とする
※26：医療資源を最も投入した傷病名がMDC17および01021xに定義される傷病名の場合または精神病床への入院がある場合は入力する
※27：15歳以上で特定集中治療室管理料1もしくは特定集中治療室管理料2を算定する病床に入院した患者の場合は入力する
※28：15歳以上で入院の契機となった傷病名、医療資源を最も投入した傷病名、入院時併存症および入院後発症疾患のいずれかが180010に定義される傷病名の場合は入力する
※29：15歳未満で特定集中治療室管理料1もしくは特定集中治療室管理料2を算定する病床に入院した患者の場合は入力する

コード	ペイロード種別	レコード必須条件等有	バージョン	連番	ペイロード番号	項目必須条件有	項目名	内容（入力様式等）
M180020	pSOFAスコア/特定集中治療室	※29	ウ	○	2	○	入室日当日測定日	0～9からなる8桁の数字　YYYYMMDD 例　2018年7月1日→20180701
					3	○	入室日翌日測定日	0～9からなる8桁の数字　YYYYMMDD 例　2018年7月1日→20180701
					4	○	退室日測定日	0～9からなる8桁の数字　YYYYMMDD 例　2018年7月1日→20180701
					5	－	空欄	空欄
					6	○	入室日当日測定値	6項目の評価視点(機能)について数字6桁で記入 例　341201
					7	※N	入室日翌日測定値	6項目の評価視点(機能)について数字6桁で記入 例　341201
					8	○	退室日測定値	6項目の評価視点(機能)について数字6桁で記入 例　341201
M180021	pSOFAスコア/敗血症	※30	ウ	○	1	－	空欄	空欄
					2	○	治療開始日当日測定日	0～9からなる8桁の数字　YYYYMMDD 例　2018年7月1日→20180701
					3	○	治療開始日翌日測定日	0～9からなる8桁の数字　YYYYMMDD 例　2018年7月1日→20180701
					4	－	空欄	空欄
					5	－	空欄	空欄
					6	○	治療開始日当日測定値	6項目の評価視点(機能)について数字6桁で記入 例　341201
					7	※O	治療開始日翌日測定値	6項目の評価視点(機能)について数字6桁で記入 例　341201
					8	－	空欄	空欄
Mzz0010	その他の重症度分類	◇	ア	－	2	－	その他の重症度分類・分類番号または記号	空欄
					9	－	その他の重症度分類・名称	空欄

○：必須　▲：ある場合必須　◇：任意
※N：M180020 pSOFAスコア/特定集中治療室③入室日翌日測定日が"99999999"の場合以外は入力する
※O：M180021 pSOFAスコア/敗血症③治療開始日翌日測定日が"99999999"の場合以外は入力する
※30：15歳未満で入院の契機となった傷病名，医療資源を最も投入した傷病名，入院時併存症および入院後発症疾患のいずれかが180010に定義される傷病名の場合は入力する

参考資料②【入院 EF 統合ファイル（行為明細情報）】

DE番号	必須項目	データエレメント Data Element (DE)	桁数	累積桁数	前ゼロの必須	E ファイル	F ファイル	備考
EF-1	○	施設コード	9	9	必須	E1 施設コード	F1 施設コード	
EF-2	○	データ識別番号	10	19	必須	E2 データ識別番号	F2 データ識別番号	
EF-3	○	退院年月日（西暦）	8	27		E3 退院年月日	F3 退院年月日	
EF-4	○	入院年月日（西暦）	8	35		E4 入院年月日	F4 入院年月日	
EF-5	○	データ区分	2	37	必須	E5 データ区分	F5 データ区分	
EF-6	○	順序番号	4	41	必須	E6 順序番号	F6 順序番号	
EF-7	○	行為明細番号	3	44	必須		F7 行為明細番号	
EF-8	○	病院点数マスタコード	12	56		(E7 病院点数マスタコード)	F8 病院点数マスタコード	
EF-9	○	レセプト電算処理システム用コード	9	65		(E8 レセプト電算コード)	F9 レセプト電算コード	
EF-10	▲	解釈番号	8	73		(E9 解釈番号)	F10 解釈番号	
EF-11	○	診療明細名称	254	327		(E10 診療行為名称)	F11 診療明細名称	
EF-12	○	使用量	11	338	必須		F12 使用量	
EF-13	○	基準単位	3	341			F13 基準単位	
EF-14	○	明細点数・金額	12	353	必須		F14 行為明細点数 F15 行為明細薬剤料 F16 行為明細材料料	
EF-15	○	円・点区分	1	354		(E14 円点区分)	F17 円点区分	
EF-16	○	出来高実績点数	8	362	必須		F18 出来高実績点数	
EF-17	○	行為明細区分情報	12	374	必須		F19 行為明細区分情報	
EE-18	○	行為点数	8	382	必須	E11 行為点数		
EF-19	○	行為薬剤料	8	390	必須	E12 行為薬剤料		
EF-20	○	行為材料料	8	398	必須	E13 行為材料料		
EF-21	○	行為回数	3	401	必須	E15 行為回数		全レコード
EF-22	○	保険者番号	8	409		E16 保険者番号		
EF-23	△	レセプト種別コード	4	413		E17 レセプト種別コード		
EF-24	○	実施年月日	8	421		E18 実施年月日		全レコード
EF-25	○	レセプト科区分	2	423	必須	E19 レセプト科区分		
EF-26	○	診療科区分	3	426	必須	E20 診療科区分		全レコード
EF-27	△	医師コード	10	436		E21 医師コード		全レコード
EF-28	○	病棟コード	10	446		E22 病棟コード		全レコード
EF-29	○	病棟区分	1	447		E23 病棟区分		全レコード
EF-30	○	入外区分	1	448		E24 入外区分		
EF-31	○	施設タイプ	3	451		E25 施設タイプ		

○：必須　△：出来高の時必須　▲：必須ではない

参考資料③【E ファイル（診療明細情報）】

DE番号	必須項目	データエレメント Data Element (DE)	桁数	累積桁数	前ゼロの必須	説明
E-1	○	施設コード	9	9	必須	都道府県番号＋医療機関コード．間には区切りを入れない
E-2	○	データ識別番号	10	19	必須	複数回入退院しても共通の番号．様式1と一致する
E-3	○	退院年月日（西暦）	8	27		（共通）yyyymmdd 1996年1月1日の場合，19960101 退院年月日において未確定時は00000000とする
E-4	○	入院年月日（西暦）	8	35		
E-5	○	データ区分	2	37	必須	レセプト電算処理システムの診療識別に準ずる
E-6	○	順序番号	4	41	必須	データ区分別に，診療行為明細を1からの連続した番号で付与する
E-7	○	病院点数マスタコード	12	53		12桁ない場合は，左詰め
E-8	○	レセプト電算処理システム用コード	9	62		コメントについてEファイルは不要（先進医療に係る項目を除く）
E-9	▲	解釈番号（基本）	8	70		診療報酬点数上の解釈番号K600等
E-10	○	診療行為名称	254	324		診療行為の名称（最大漢字127文字）．満たない場合は，左詰め
E-11	○	行為点数	8	332	必須	診療行為（剤単位）での点数計．手技料＋E12行為薬剤料＋E13行為材料料
E-12	○	行為薬剤料	8	340	必須	診療行為内の薬剤点数計（再掲）．薬剤料のみ
E-13	○	行為材料料	8	348	必須	診療行為内の材料点数計（再掲）．材料料のみ
E-14	○	円・点区分	1	349		1：円単位 0：点単位
E-15	○	行為回数	3	352	必須	診療行為の実施回数（同日の同一行為は1とカウント）
E-16	○	保険者番号	8	360		コードが4桁あるいは6桁の場合は，前に各々4桁，2桁のスペースを挿入
E-17	△	レセプト種別コード	4	364		レセプト種別コード（医科）．1111～1999
E-18	○	実施年月日	8	372		yyyymmdd（西暦年4桁）1996年1月1日の場合，19960101
E-19	○	レセプト科区分	2	374	必須	レセプト電算処理システムの診療科区分を入力
E-20	○	診療科区分	3	377	必須	医師の所属する診療科
E-21	△	医師コード	10	387		病院独自コード．左詰め
E-22	○	病棟コード	10	397		病院独自コード．ただし，病棟の単位は，原則，病院の各病棟における看護体制の1単位をもって病棟として取り扱うものとする．左詰め
E-23	○	病棟区分	1	398		1：一般以外 0：一般 2：入院中の外来診療
E-24	○	入外区分	1	399		1：外来 0：入院
E-25	○	施設タイプ	3	402		データ挿入不要．タブでフィールドのみ作成

○：必須　△：出来高の時必須　▲：必須ではない
注1）薬剤だけとれる検査のときは，E-8に薬剤のコードを入れ，E-11とE-12が同じ点数となる
注2）加算点数はコメント情報扱い（独立レコードとして分離できない場合）

参考資料④【F ファイル（行為明細情報）】

DE番号	必須項目	データエレメント Data Element (DE)	桁数	累積桁数	前ゼロの必須	説 明
F-1	○	施設コード	9	9	必須	都道府県番号＋医療機関コード．間には区切りを入れない
F-2	○	データ識別番号	10	19	必須	複数回入退院しても共通の番号．様式1と一致する
F-3	○	退院年月日（西暦）	8	27		（共通）yyyymmdd 1996年1月1日の場合，19960101
F-4	○	入院年月日（西暦）	8	35		退院年月日において未確定時は00000000とする
F-5	○	データ区分	2	37	必須	レセプト電算処理システムの診療識別に準ずる
F-6	○	順序番号	4	41	必須	データ区分別に，診療行為明細を1からの連続した番号で付与する
F-7	○	行為明細番号	3	44	必須	診療明細情報の順序番号に対応する行為明細を，1から付番する 001〜999
F-8	○	病院点数マスタコード	12	56		12桁ない場合は，左詰め
F-9	○	レセプト電算処理システム用コード	9	65		Fファイルにはコメントデータを残す（コード810000000使用）．Eには不要
F-10	▲	解釈番号（基本）	8	73		診療報酬点数上の解釈番号 K600等
F-11	○	診療明細名称	254	327		診療明細の名称（最大漢字127文字）．満たない場合は，左詰め
F-12	○	使用量	11	338	必須	基準単位に合わせた使用量を小数点以上7桁，小数点以下3桁にて設定（小数点は『．』にて設定する）．0.002mLの場合，0000000.002．行為コードでレセプト電算処理システム用コードの単位が設定されていない場合は0000000.000を設定．出来高実績点数（F-18，EF-16）を算出した根拠となる使用量，回数，数量を設定する
F-13	○	基準単位	3	341		レセプト電算処理システム基本マスタに単位コードが規定されている場合は，基本マスタ規定された単位コード等に対応した単位コードを設定する．また，単位コードが規定されていない場合は，使用量算出の根拠となる単位コードを設定する
F-14	○	行為明細点数	8	349	必須	行為の点数計
F-15	○	行為明細薬剤料	12	361	必須	行為の薬剤料（薬価×使用量）
F-16	○	行為明細材料料	12	373	必須	行為の材料料（購入価または公示価×数量）
F-17	○	円・点区分	1	374		1：円単位　0：点単位
F-18	○	出来高実績点数	8	382	必須	出来高算定として請求すべき点数
F-19	○	行為明細区分情報	12	394	必須	12桁の数字をセットする．退院時処方区分，入院料包括項目区分，持参薬区分，持参薬処方区分およびDPC適用区分を上5桁に設定し，残りの7桁に0を設定する

○：必須　△：出来高の時必須　▲：必須ではない
注1) 点数のないものは，円表示とする
注2) 行為明細情報の点数は，丸め処理をする前のもの
注3) F-14，F-15，F-16にはいずれか一つに点数が入る

参考資料⑤【Dファイル(包括診療明細情報)】

DE番号	必須項目	データエレメント Data Element (DE)	桁数	累積桁数	前ゼロの必須	説明
D-1	○	施設コード	9	9	必須	都道府県番号＋医療機関コード．間には区切りを入れない
D-2	○	データ識別番号	10	19	必須	複数回入退院しても共通の番号．様式1と一致する
D-3	○	退院年月日(西暦)	8	27		(共通) yyyymmdd 1996年1月1日の場合, 19960101. 未確定時は00000000
D-4	○	入院年月日(西暦)	8	35		(共通) yyyymmdd 1996年1月1日の場合, 19960101
D-5	○	データ区分	2	37	必須	レセプト電算処理システムの診療識別に準ずる
D-6	○	順序番号	4	41	必須	データ区分別に，診療行為明細を1からの連続した番号で付与する
D-7	○	病院点数マスタコード	12	53		12桁ない場合は，左詰め
D-8	○	レセプト電算処理システム用コード	9	62		E, Fファイルと同様に，レセプト電算コードを設定すること
D-9	▲	解釈番号(基本)	8	70		診療報酬点数上の解釈番号 K600等
D-10	○	診療行為名称	254	324		診療行為の名称(最大漢字127文字)．満たない場合は，左詰め
D-11	○	行為点数	8	332	必須	診療行為(剤単位)での点数計
D-12	○	行為薬剤料	8	340	必須	診療行為内の薬剤点数計(再掲)
D-13	○	行為材料料	8	348	必須	診療行為内の材料点数計(再掲)
D-14	○	円・点区分	1	349		1：円単位　0：点単位
D-15	○	行為回数	3	352	必須	診療行為の実施回数(同日の同一行為は1とカウント)
D-16	○	保険者番号	8	360		コードが4桁あるいは6桁の場合は，前に各々4桁，2桁のスペースを挿入.
D-17	△	レセプト種別コード	4	364		レセプト種別コード(医科). 1111～1999
D-18	○	実施年月日	8	372		yyyymmdd (西暦年4桁) 1996年1月1日の場合, 19960101
D-19	○	レセプト科区分	2	374	必須	レセプト電算処理システムの診療科区分を入力
D-20	○	診療科区分	3	377	必須	医師の所属する診療科
D-21	△	医師コード	10	387		病院独自コード．左詰め
D-22	○	病棟コード	10	397		病院独自コード．ただし，病棟の単位は，原則，病院の各病棟における看護体制の1単位をもって病棟として取り扱うものとする．左詰め
D-23	○	病棟区分	1	398		1：一般以外　0：一般　2：入院中の外来診療
D-24	○	入外区分	1	399		1：外来　0：入院
D-25	○	施設タイプ	3	402		データ挿入不要．タブでフィールドのみ作成
D-26	◎	算定開始日	8	410		DPC適用開始日
D-27	◎	算定終了日	8	418		DPC適用終了日
D-28	◎	算定起算日	8	426		算定起算日
D-29		分類番号	14	440		DPCコード(14桁)
D-30	◎	医療機関係数	6	446		診療年月に対応する医療機関調整係数 例) 1.1234 (小数点も1桁として設定)

○：必須　△：出来高の時必須　◎：DPC包括算定期間のみ必須　▲：必須ではない

参考資料⑥【H ファイル】

大項目	必須条件等有	小項目	内容（入力様式等）
1. ヘッダ部	○	(1) 施設コード	都道府県番号＋医療機関コード．間には区切りを入れない
	○	(2) 病棟コード	病院独自コード．ただし，一般，一般以外の区別が可能なこと．左詰め
	○	(3) データ識別番号	複数回入退院しても共通の番号．様式1と一致する
	○	(4) 退院年月日	（共通）yyyymmdd 2018年10月1日の場合，20181001
	○	(5) 入院年月日	退院年月日において未確定時は00000000とする
	○	(6) 実施年月日	yyyymmdd（西暦年4桁）2018年10月1日の場合，20181001
2. ペイロード部	○	(1) コード	ペイロード部の情報種別（ペイロード種別）を表すコードを入力する．（次頁以降の【ペイロード項目】―「コード」参照）
	○	(2) バージョン	TAR0010のみ "20180401"　それ以外は "20160401"
	○	(3) 連番	連番が規定されている場合は，レコード順に "1" から入力する．連番が規定されていない場合は "0" を入力する
	※	(4) ペイロード1（コード等）	(1) コードで規定された内容をそれぞれ入力する．（次表【ペイロード項目】―「内容」欄参照）「ペイロード1」には【ペイロード項目】―「ペイロード番号」が1の内容を，「ペイロード2」には【ペイロード項目】―「ペイロード番号」が2の内容を入力する．以下同様　内容が規定されてない場合や情報がない場合は，空欄（Null）とする
	※	(5) ペイロード2	
	※	(6) ペイロード3	
	※	(7) ペイロード4	
	※	(8) ペイロード5	
	※	(9) ペイロード6	
	※	(10) ペイロード7	
	※	(11) ペイロード8	
	※	(12) ペイロード9	
	※	(13) ペイロード10	
	※	(14) ペイロード11	
	※	(15) ペイロード12	
	※	(16) ペイロード13	
	※	(17) ペイロード14	
	※	(18) ペイロード15	
	※	(19) ペイロード16	
	※	(20) ペイロード17	
	※	(21) ペイロード18	
	※	(22) ペイロード19（可変長文字列）	
	※	(23) ペイロード20（可変長文字列）	

○：必須
※：次表【ペイロード項目】―「レコード必須条件有」欄および「項目必須条件有」欄を参照

コード	ペイロード種別	レコード必須条件有	連番	ペイロード番号	項目必須条件有	項目名	内容（入力様式等）
ASS0010	一般病棟用の重症度，医療・看護必要度に係る評価票Ⅰ「Aモニタリング及び処置等」	※1	―	1	○	創傷処置［①創傷の処置（褥瘡の処置を除く），②褥瘡の処置］	①～②に関して 0：なし 1：あり の2桁の数字 例 ①創傷の処置（褥瘡の処置を除く）のみ該当した場合→10
				2	○	呼吸ケア（喀痰吸引のみの場合を除く）	0：なし 1：あり
				3	○	点滴ライン同時3本以上の管理	0：なし 1：あり
				4	○	心電図モニターの管理	0：なし 1：あり
				5	○	シリンジポンプの管理	0：なし 1：あり
				6	○	輸血や血液製剤の管理	0：なし 1：あり
				7	○	専門的な治療・処置［①抗悪性腫瘍剤の使用（注射剤のみ），②抗悪性腫瘍剤の内服の管理，③麻薬の使用（注射剤のみ），④麻薬の内服，貼付，坐剤の管理，⑤放射線治療，⑥免疫抑制剤の管理，⑦昇圧剤の使用（注射剤のみ），⑧抗不整脈剤の使用（注射剤のみ），⑨抗血栓塞栓薬の持続点滴の使用，⑩ドレナージの管理，⑪無菌治療室での治療］	①～⑪に関して 0：なし 1：あり の11桁の数字 例 ①抗悪性腫瘍剤の使用（注射剤のみ）のみ該当した場合→10000000000
				8	○	救急搬送後の入院	0：なし 1：あり
ASS0020	一般病棟用の重症度，医療・看護必要度に係る評価票Ⅰ・Ⅱ「B患者の状況等」	※2	―	1	○	寝返り	0：できる 1：何かにつかまればできる 2：できない
				2	○	移乗	0：介助なし 1：一部介助 2：全介助
				3	○	口腔清潔	0：介助なし 1：介助あり
				4	○	食事摂取	0：介助なし 1：一部介助 2：全介助
				5	○	衣服の着脱	0：介助なし 1：一部介助 2：全介助
				6	○	診療・療養上の指示が通じる	0：はい 1：いいえ
				7	○	危険行動	0：ない 1：ある
ASS0030	一般病棟用の重症度，医療・看護必要度に係る評価票Ⅰ「C手術等の医学的状況」	※1	―	1	○	開頭手術（7日間）	0：なし 1：あり
				2	○	開胸手術（7日間）	0：なし 1：あり
				3	○	開腹手術（4日間）	0：なし 1：あり
				4	○	骨の手術（5日間）	0：なし 1：あり
				5	○	胸腔鏡・腹腔鏡手術（3日間）	0：なし 1：あり
				6	○	全身麻酔・脊椎麻酔の手術（2日間）	0：なし 1：あり

○：必須
※1：一般病棟入院基本料（急性期一般入院基本料のみ），7対1特定機能病院入院基本料（一般病棟のみ），10対1特定機能病院入院基本料（一般病棟のみ），7対1専門病院入院基本料，10対1専門病院入院基本料，脳卒中ケアユニット入院医療管理料および地域包括ケア病棟入院料（医療管理も含む）を重症度，医療・看護必要度Ⅰを用いた評価により届け出ている病床に入院している患者（産科患者，15歳未満の小児患者および短期滞在手術等基本料を算定する患者は除く）に対して作成する．なお，外泊日（0時から24時の間の外泊），退院日（入院した日に退院した場合は除く）については作成不要とする
※2：一般病棟入院基本料（急性期一般入院基本料のみ），7対1特定機能病院入院基本料（一般病棟のみ），10対1特定機能病院入院基本料（一般病棟のみ），7対1専門病院入院基本料，10対1専門病院入院基本料および脳卒中ケアユニット入院医療管理料を重症度，医療・看護必要度ⅠまたはⅡを用いた評価により届け出ている病床に入院している患者（産科患者，15歳未満の小児患者および短期滞在手術等基本料を算定する患者は除く）に対して作成する．なお，外泊日（0時から24時の間の外泊），退院日（入院した日に退院した場合は除く）については作成不要とする

コード	ペイロード種別	レコード必須条件有	連番	ペイロード番号	項目必須条件有	項目名	内容（入力様式等）
ASS0030	一般病棟用の重症度、医療・看護必要度に係る評価票Ⅰ「C 手術等の医学的状況」	※1	—	7	○	救命等に係る内科的治療（2日間）（①経皮的血管内治療、②経皮的心筋焼灼等の治療、③侵襲的な消化器治療）	①～③に関して 0：なし 1：あり の3桁の数字 例 ①経皮的血管内治療のみ該当した場合→100
ASS0040	特定集中治療室用の重症度、医療・看護必要度に係る評価票「A モニタリング及び処置等」	※3	—	1	○	心電図モニターの管理	0：なし 1：あり
				2	○	輸液ポンプの管理	0：なし 1：あり
				3	○	動脈圧測定（動脈ライン）	0：なし 1：あり
				4	○	シリンジポンプの管理	0：なし 1：あり
				5	○	中心静脈圧測定（中心静脈ライン）	0：なし 1：あり
				6	○	人工呼吸器の管理	0：なし 1：あり
				7	○	輸血や血液製剤の管理	0：なし 1：あり
				8	○	肺動脈圧測定（スワンガンツカテーテル）	0：なし 1：あり
				9	○	特殊な治療法等（CHDF、IABP、PCPS、補助人工心臓、ICP測定、ECMO）	0：なし 1：あり
ASS0050	特定集中治療室用の重症度、医療・看護必要度に係る評価票「B 患者の状況等」	※3	—	1	○	寝返り	0：できる 1：何かにつかまればできる 2：できない
				2	○	移乗	0：介助なし 1：一部介助 2：全介助
				3	○	口腔清潔	0：介助なし 1：介助あり
				4	○	食事摂取	0：介助なし 1：一部介助 2：全介助
				5	○	衣服の着脱	0：介助なし 1：一部介助 2：全介助
				6	○	診療・療養上の指示が通じる	0：はい 1：いいえ
				7	○	危険行動	0：ない 1：ある

○：必須
※3：救命救急入院料または特定集中治療室管理料を届け出ている治療室に入室している患者（短期滞在手術等基本料を算定する患者を除く）に対して作成する。なお、外泊日（0時から24時の間の外泊）、退院日（入院した日に退院した場合は除く）については作成不要とする

コード	ペイロード種別	レコード必須条件有	連番	ペイロード番号	項目必須条件有	項目名	内容(入力様式等)
ASS0060	ハイケアユニット用の重症度，医療・看護必要度に係る評価票「Aモニタリング及び処置等」	※4	—	1	○	創傷処置［①創傷の処置（褥瘡の処置を除く），②褥瘡の処置］	①〜②に関して 0：なし 1：あり の2桁の数字 例 ①創傷の処置（褥瘡の処置を除く）のみ該当した場合→10
				2	○	蘇生術の施行	0：なし 1：あり
				3	○	呼吸ケア（喀痰吸引のみの場合および人工呼吸器の装着の場合を除く）	0：なし 1：あり
				4	○	点滴ライン同時3本以上の管理	0：なし 1：あり
				5	○	心電図モニターの管理	0：なし 1：あり
				6	○	輸液ポンプの管理	0：なし 1：あり
				7	○	動脈圧測定（動脈ライン）	0：なし 1：あり
				8	○	シリンジポンプの管理	0：なし 1：あり
				9	○	中心静脈圧測定（中心静脈ライン）	0：なし 1：あり
				10	○	人工呼吸器の管理	0：なし 1：あり
				11	○	輸血や血液製剤の管理	0：なし 1：あり
				12	○	肺動脈圧測定（スワンガンツカテーテル）	0：なし 1：あり
				13	○	特殊な治療法等（CHDF，IABP，PCPS，補助人工心臓，ICP測定，ECMO）	0：なし 1：あり
ASS0070	ハイケアユニット用の重症度，医療・看護必要度に係る評価票「B患者の状況等」	※4	—	1	○	寝返り	0：できる 1：何かにつかまればできる 2：できない
				2	○	移乗	0：介助なし 1：一部介助 2：全介助
				3	○	口腔清潔	0：介助なし 1：介助あり
				4	○	食事摂取	0：介助なし 1：一部介助 2：全介助
				5	○	衣服の着脱	0：介助なし 1：一部介助 2：全介助
				6	○	診療・療養上の指示が通じる	0：はい 1：いいえ
				7	○	危険行動	0：ない 1：ある
TAR0010	重症度，医療・看護必要度に係る評価票の判定対象	○	—	1	○	看護必要度判定対象	0：重症度，医療・看護必要度判定対象 1：短期滞在手術等基本料算定症例 2：年齢が15歳未満 3：産科の患者

○：必須
※4：ハイケアユニット入院医療管理料を届け出ている治療室に入室している患者（短期滞在手術等基本料を算定する患者は除く）に対して作成する．なお，外泊日（0時から24時の間の外泊），退院日（入院した日に退院した場合は除く）については作成不要とする

索引

あ行

一元配置分散分析	46
1次データ	9, 10
1日当たり定額報酬算定制度	16
一般急性期	5, 103
一般病棟用の重症度，医療・看護必要度	
→重症度，医療・看護必要度	
——に係る評価票	
→重症度，医療・看護必要度に係る評価票	
医療安全対策ネットワーク整備事業	22
医療事故情報	22
——収集等事業	22
医療制度改革	5
医療法施行規則	4
院内感染対策サーベイランスデータ	26
円グラフ	43
帯グラフ	43
重み付き平均	12
折れ線グラフ	43

か行

カイ二乗検定	46
回復期	5, 103
加重平均	12
カテゴリー値	49
カテゴリー変数	12, 64
間隔尺度	12, 64
関係性	42
看護必要度 →重症度，医療・看護必要度	
患者の安全を守るための医療関係者の共同行動	22
患者の状況等（B項目）	20, 71
記憶媒体	14
基本統計量	38
急性期一般入院料	103
行	62
グラフ化	43
欠損値	49
言語化	34
検査部門データ	26
構成	42
高度急性期	5, 103

抗微生物薬適正使用の手引き	121
個別データ	13

さ行

最小値	39
最大値	39
最頻値	39, 41
散布図	43
施設基準	103, 112
質的変数	11, 64
四分位数	38
四分位範囲	42
集計データ	13
重症度，医療・看護必要度	20, 70, 103
——に係る評価票	20, 128
従属変数	63
集中治療室部門データ	27
手術等の医学的状況（C項目）	20, 71
手術部位感染部門データ	27
術後感染予防抗菌薬適正使用のための実践ガイドライン	121
順序尺度	11
小児入院医療管理料	112
新生児集中治療室部門データ	27
新統計法	56
推移	42
数値型	64
数値データ	11
数量	42
スピアマンの順位相関係数	46
説明変数	58, 63
全入院患者部門データ	26
相対度数	38
層別分析	49

た行

縦持ちのデータ	15
中央値	38, 40
定性データ	11
定量データ	11
ディンクル	29
データ型	64

テーブル定義書	65	横持ちのデータ	15
統計	56	離散変数	12
——的思考	56	率	51
度数	38	量的変数	12, 64
		療養担当規則	112
		臨床指標	3

な行

ナイチンゲール	2
75%タイル値	39
2次データ	9, 10
25%タイル値	38
入院EF統合ファイル	18, 146
入院期間Ⅰ，Ⅱ，Ⅲ	105
入院機能	5

は行

箱ひげ図	44
外れ値	39, 48
バブルチャート	45
範囲	39
比	51
ピアソンの相関係数	46
比尺度	12, 64
ヒストグラム	44
ヒヤリ・ハット事例	22
標準偏差	38, 42
比率尺度　→比尺度	
フィールド	62
分布	42
平均値	38, 39
ヘッダ・ペイロード方式	18
変数	62, 63
変量	62
棒グラフ	43

ま行

慢性期	5, 103
名義尺度	11
メディア	14
目的変数	58, 63
文字型	64
モニタリング及び処置等（A項目）	20, 71

や・ら・わ行

様式1	17, 139

レーダーチャート	44
レコード	63
レセプトコンピュータ	18
列	62
連続値	49
連続変数	12
ローズチャート	2
割合	51

外国語

χ^2検定	46
Dファイル	20, 149
diagnosis procedure combination	16
diagnosis procedure combination/per-diem payment system	16
DiNQL	29
DPC	16
——コード	16
——データ	16
DPC導入の影響評価に関する調査	29
DPC/PDPS	16
Eファイル	19, 147
EF統合ファイル	18, 146
Fファイル	19, 148
Hファイル	17, 21, 150
JANIS	26
JCI	3
Joint Commission International	3
Nightingale rose diagram	2
patient safety action	22
Pearsonの相関係数	46
PPDAC	57
PSA	22
Spearmanの順位相関係数	46
t検定	46

医療の可視化から始める看護マネジメント
ナースに必要な問題解決思考と
病院データ分析力　　　　　　　　　　©2018

定価（本体3,200円＋税）

2018年9月5日　1版1刷

監修者　松田晋哉
　　　　伏見清秀
著　者　森脇睦子
　　　　鳥羽三佳代
　　　　林田賢史
発行者　株式会社　南山堂
　　　　代表者　鈴木幹太

〒113-0034　東京都文京区湯島4丁目1-11
TEL 編集(03)5689-7850・営業(03)5689-7855
振替口座　00110-5-6338

ISBN 978-4-525-50051-1　　Printed in Japan

本書を無断で複写複製することは，著作者および出版社の権利の侵害となります．
JCOPY ＜(社)出版者著作権管理機構　委託出版物＞
本書の無断複写は著作権法上での例外を除き禁じられています．複写される場合は，そのつど事前に，(社)出版者著作権管理機構（電話 03-3513-6969, FAX 03-3513-6979, e-mail: info@jcopy.or.jp）の許諾を得てください．
スキャン，デジタルデータ化などの複製行為を無断で行うことは，著作権法上での限られた例外（私的使用のための複製など）を除き禁じられています．業務目的での複製行為は使用範囲が内部的であっても違法となり，また私的使用のためであっても代行業者等の第三者に依頼して複製行為を行うことは違法となります．